피부과 상담실에서 알려주는
여드름

피부과 상담실에서 알려주는
여드름

초판 1쇄 발행   2025. 1. 31.
3쇄 발행   2025. 7. 25.

지은이   김소미, 손현호
펴낸이   김병호
펴낸곳   주식회사 바른북스

편집진행   이지나
디자인   이강선

등록   2019년 4월 3일 제2019-000040호
주소   서울시 성동구 연무장5길 9-16, 301호 (성수동2가, 블루스톤타워)
대표전화   070-7857-9719 | **경영지원**   02-3409-9719 | **팩스**   070-7610-9820

•바른북스는 여러분의 다양한 아이디어와 원고 투고를 설레는 마음으로 기다리고 있습니다.
이메일   barunbooks21@naver.com | **원고투고**   barunbooks21@naver.com
홈페이지   www.barunbooks.com | **공식 블로그**   blog.naver.com/barunbooks7
공식 포스트   post.naver.com/barunbooks7 | **페이스북**   facebook.com/barunbooks7

ⓒ 김소미, 손현호, 2025
ISBN 979-11-7263-956-3 03510

•파본이나 잘못된 책은 구입하신 곳에서 교환해드립니다.
•이 책은 저작권법에 따라 보호를 받는 저작물이므로 무단전재 및 복제를 금지하며,
이 책 내용의 전부 및 일부를 이용하려면 반드시 저작권자와 도서출판 바른북스의 서면동의를 받아야 합니다.

김소미, 손현호
지음

피부과 상담실에서 알려주는
여드름
Acne

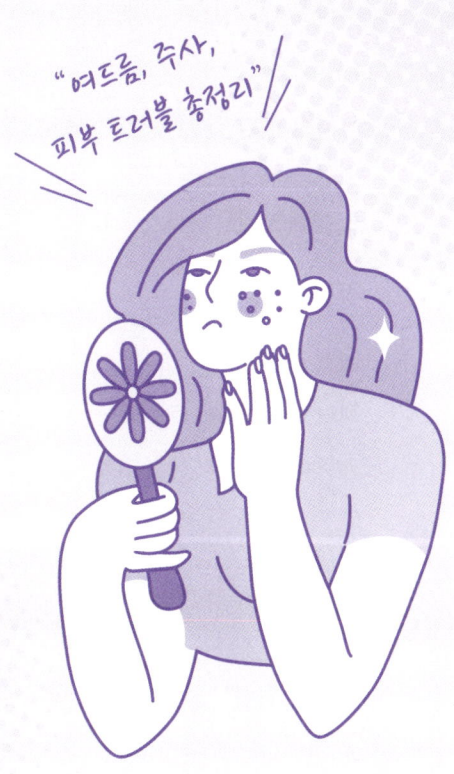

"여드름, 주사, 피부 트러블 총정리"

★★★
여드름
치료에 대한
특급 가이드

피부과에 직접 가서
듣는 것만큼 명쾌하다!

건강한 피부를 찾는 이들을 위한
구체적이면서 살아 있는 지식으로 가득하다.

머리말

저희가 가꾸어 나가고 있는 피부과는 피부에 대한 희망과 고민, 공감 진료를 시행한다는 모토 아래 세상에 꼭 필요한 피부과가 되기 위하여 노력하고 있습니다.

저희 병원에서 다루는 피부질환의 영역에서 여드름과 피부 트러블은 일부분입니다만, 이로 인해 힘들어하는 환자의 고통은 가장 큰 영역 중 하나인 것 같습니다.

피부병이 몸의 다른 장기의 질환보다 가볍고 중하지 않게 생각되는 것이 보통이나, 병원으로서의 책임감은 다른 그 어떤 병에도 뒤지지 않아야 한다고 생각합니다.

저희가 연구하고 진료하는 영역 모두에 대해서 이야기하자면 책이 몇 권이라도 부족하겠지만 일단 여드름에서 민감성 피부까지의 내용을 가지고 책으로 엮어보았습니다.

저희가 상담실에서 환자에게 늘 설명하고, 질문받는 내용 위주로 지면을 채워보면 나중에 보여드리기도 쉽겠다는 생각을 하게 되었고 좀 더 정확한 정보를 사람들을 전할 수 있는 기회가 있을 수 있다는 생각에 망설임 없이 책을 출간하게 되었습니다.

   과거에 기원 근처 헬레니즘 시대 이집트의 전설 속의 현인 헤르메스 트리스메기스투스가 전한 "아래를 보려면 위를 보고, 속을 보려면 겉을 보라"는 말처럼 저희도 저희를 찾아주시는 분들에게 "피부가 좋아지면 마음도 좋아질 수 있다"고 말씀드리고 싶습니다.

   책의 내용은 가급적 문답 형식으로 만들려고 했고 책에 미처 다 펼치지 못한 이야기가 많지만, 이론적 배경보다는 실생활에서 환자분들이 궁금할 수 있는 내용을 위주로 담으려고 노력했습니다.

저자 김소미, 손현호

목차

머리말

- **011** 여드름이란 어떤 피부질환인가요?
- **013** 여드름의 종류는 어떤 것이 있나요?
- **017** 어떤 여드름이 꼭 치료를 해야 하는 여드름인가요??
- **020** 사춘기 여드름?? 치료를 꼭 받아야 하나요?
- **023** 여드름 압출이 필요한 타이밍은 언제?
- **027** 여드름 환자에게 올바른 세안 방법을 알려주세요
- **031** 청소년 여드름 환자는 이렇게 메이크업하세요
- **035** 여드름에 피해야 할 음식을 알려주세요
- **039** 여드름이 좋아지는 음식을 알려주세요
- **042** 여드름 환자는 얼굴이 기름진데 왜 보습을 잘해야 하나요?
- **046** 여드름 관리의 기본 중 기본은 스케일링과 필링입니다
- **050** 여드름 스케일링에 대해서 알려주세요
- **052** 필링 관리 후에 여드름이 더 많이 올라오는 것 같은데 그건 왜 그런 거죠?
- **054** 여드름은 어떻게 치료하나요? 연고 편
- **058** 여드름은 어떻게 치료하나요? 경구용(먹는) 약 편
- **061** 피부과를 가니 레이저나 시술을 받으라는데 꼭 해야 하나요?
  (시술을 고려해야 하는 상황)

064 여드름에서 레이저 치료나 시술은 어떤 종류의 것들이 있나요?

068 여드름 자국과 여드름 흉터는 다른 말인가요?

070 여드름 흉터에 흉터연고 바르면 안 되는 이유

075 여드름 환자에게 필요한 화장품 선택의 기준을 알려주세요

079 여드름 자국 해결법

082 여드름 환자도 선크림 발라야 하나요?

086 화장품이 원인인 여드름은 어떤 특징이 있을까요?

090 여드름에 추천하시는 세안제 형태가 따로 있으신지요?

092 유독 턱선, 입가 주변에 나는 여드름의 이유가 따로 있을까요?

095 여드름과 모낭염의 차이

097 여드름과 수면

102 여드름 피부에서 약산성이 중요한 이유는 뭘까요?

106 마스크 사용과 뾰루지의 관계

109 곰팡이 여드름이 뭘까요?

112 커피 마시기는 여드름에 좋을까요?

114 레이저 시술을 받고 피부가 뒤집어지는 것은 무엇 때문인지요

117 여드름 패치 사용법에 대하여

120 여드름 환자에게 좋은 성분 - 오메가3 지방산

125 피부가 예민할 때 도움되는 한 가지 - 달맞이꽃종자유, 에보프림

128 민감성 피부에서 뾰루지가 났을 때 여드름 연고 사용해도 되나요?

131 주사피부염과 여드름의 차이

134 여드름 흉터 치료에 어떤 것들이 있을까요?

146 피부질환을 일으키는 미워할 수 없는 악당, 모낭충

151 지루성 피부염에 대하여

155 주사(Rosacea)라는 피부질환 들어보셨나요? 주사의 원인과 타입

159 주사의 원인은 무엇일까요?

161 주사를 악화시키는 대표적인 음식을 알려주세요

163 주사피부염과 지루성 피부염 어떻게 구별하나요?

165 주사피부염의 치료와 신경정신과적 치료 Skin-Gut-Brain Axis

167 주사피부염 환자는 규칙적인 운동, 물 많이 마시기를 추천합니다

169 주사의 원인? 자율신경계 실조증
(Autonomic Nervous System Dysfunction)

173 자율신경계 실조증의 여러 증상

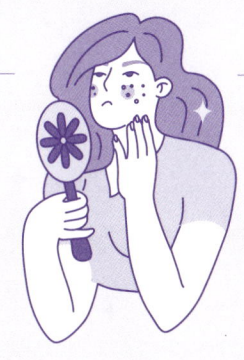

- 175 자율신경계 회복을 위한 효과적 방법은 무엇일까요?
- 180 주사피부염, 민감성 피부와 유산균
- 185 민감성 피부가 뭔가요? 어떤 피부질환을 민감성 피부라고 하나요?
- 188 민감성 피부에서는 화장품 개수를 줄이고 토너를 안 쓰는 것이 좋습니다
- 193 무너진 피부장벽을 회복하기 위한 보습제의 기준
- 196 민감성 피부에 MD(Medical Device) 보습제를 추천합니다
- 199 민감성 피부에게 추천하고 싶은 화장품 성분 - 여드름, 주사, 기미에 좋은 나이아신아마이드
- 201 민감성 피부와 수면장애의 관계에 대하여
- 205 민감성 피부로 인한 노화를 막는 생활 습관
- 210 피부과 실장님이 추천하는 민감성 피부에 도움되는 시술 1
- 214 피부과 실장님이 추천하는 민감성 피부에 도움되는 시술 2
- 217 피부노화 - 피부를 뻣뻣하게 만드는 음식 - 피부 당화(Skin Glycation)
- 220 사마귀에 대해서
- 225 상처가 최대한 흉터 없이 낫는 법

여드름이란
어떤 피부질환인가요?

○ 흉터를 만들고 큰 모공 자국을 얼굴에 남기기에 문제가 되는 피부질환

여드름은 모공에서 생기는 질환입니다.

모공은 피지선에서 생산되는 피지를 운반하는 모낭에 연결되어 피부 보호막인 피지막을 형성하도록 24시간 끊임없이 부지런히 일하는 아주 좁고 작은 구멍입니다. 이 좁은 구멍에 미세한 털이 있어 모공 또는 모낭이라고 합니다. 이 모낭은 기저 세포층에 둘러싸여 있는데, 기저 세포에서 새롭게 만들어지는 각질층도 이 모공 속에서 만들어지며, 각질의 부스러기가 피지 분비물과 함께 모공 속에서 바깥으로 배출됩니다.

그런데 이때 각질 부스러기가 배출이 안 되면 어떻게 될까요? 모공

이 막히고 여기에 세균이 증식하게 되면서 문제와 트러블이 발생합니다.

번식된 세균은 주위 조직을 파괴하여 염증을 유발합니다.

청소년 시절은 사춘기라는 이름으로 불리며, 남성과 여성 각각 성호르몬의 분비가 왕성한 시기입니다.

우리 몸은 안드로겐이라는 호르몬을 많이 분비합니다.

이 호르몬은 여성 호르몬 에스트로겐, 남성 호르몬 테스토스테론의 전구물질입니다.

또한 안드로겐은 피지선, 피지 분비를 조절하는 기능을 같이 하고 있습니다.

모공 속의 각질층은 자극을 받아 각질 부스러기가 많이 생겨 모공을 막는 악순환이 생기게 되는 것입니다. 이후에 박테리아 증식, 염증 유발, 피부장벽 기능 이상 등이 동반되면서 여드름이 발병하게 됩니다.

여드름의 종류는 어떤 것이 있나요?

1. 비염증성 여드름

면포(Comedon)

초기 단계의 여드름입니다. 모공의 피지와 각질이 뭉쳐서 누르스름한 기름 덩어리가 빠져나오지 못하고 고여 있는 상태입니다.

2. 염증성 여드름

❶ 구진(Papule)

모낭 내에 축적된 피지가 세균에 감염되어 혈액이 몰리므로 심한 통증, 부종, 선홍색의 염증 증상을 보이는 특징이 있습니다.

❷ 농포(Pustule)

제3단계로 곪은 여드름입니다. 구진과 비슷한 크기로 작고 동그란 모양이지만 안에 농을 포함하고 있는 것이 구진과 다른 점입니다.

❸ 낭포(Cyst)

모낭의 염증이 진피에서 파괴되어 그 주변이 넓고 깊게 부풀어 오르면서 딱딱하고 단단한 덩어리의 형성과 함께 통증이 동반되는 여드름의 심각한 상태입니다.

❹ 결절(Nodule)

여드름의 가장 심한 형태로 크기가 크고 염증이 심하면서 다량의 농을 포함하고 있습니다.

3. 심상성 여드름(Acne Vulgaris)

보통의 여드름을 말하며 흔히 면포 단계를 심상성 여드름이라고 하기도 합니다. 모공이 막혀 피지가 제대로 배출되지 못해 피부에 흰색이나 검은색의 알갱이가 생기는 면포입니다. 10대 후반에서 20대에 많이 생깁니다.

4. 전격성 여드름(Acne Fulminans)

아주 드물고 심한 형태의 여드름으로 대개 10대 남성에게 나타납니다.

주요 증상은 커다란 고름 주머니인데, 심하면 고름 주머니가 터지면서 피부가 파이는 함몰흉터가 남기도 합니다. 전신에 높은 열이 나며 관절염, 체중 감소 등을 동반합니다. 스테로이드제와 항생제를 함께 써야 효과를 볼 수 있습니다.

5. 응괴성 여드름(Acne Conglobata)

모든 여드름 중에서 가장 심한 형태로 치료 후에도 피부가 깊게 파이는 흉터나 피부가 붉게 튀어나오는 켈로이드성 흉터가 남습니다. 여러 개가 뭉친 면포, 누르면 출렁거릴 정도로 크게 곪은 터지기 직전의 여드름입니다.

이 여드름은 방광염이나 골수염 등 다른 염증성 질환과 함께 잘 생깁니다. 몸에 고름이 찬 종기가 자주 생겨서 고름을 짜내거나, 그 부위에 스테로이드 주사약을 놓기도 합니다.

6. 켈로이드성 여드름(Acne Keloidalis)

피부에 났던 상처가 치료되면서 피부 속에서 섬유 성분인 콜라겐 섬유가 보통 사람보다 더 많이 증식함으로써 상처받았던 피부가 더 크고 붉게 튀어 올라오는 것을 말합니다. 즉 여드름이 있던 곳에 흉터가 다발성으로 생기는 겁니다.

7. 사춘기 전 여드름

❶ 신생아 여드름(Neonatal Acne)

신생아 시기, 즉 생후 4주 이내에 여드름 모양의 피부발진이 얼굴에 나타나는 경우가 있습니다. 모체의 프로게스테론의 영향이 남아서 신생아의 피지선이 자극받았기 때문입니다. 저절로 없어집니다.

❷ 유아 및 소아 여드름(Infantile Acne)

신생아기~사춘기 이전의 여드름으로 화학 약품이나 화장품, 약물의 복용 또는 호르몬의 이상 때문에 생깁니다. 따라서 원인이 되는 약물이나 의심스러운 질환을 발견하여 치료하는 것이 중요하며 원인이 치료되면 이 여드름은 저절로 해결됩니다.

어떤 여드름이 꼭 치료를 해야 하는 여드름인가요??

여드름은 단순하게 심한 단계에 따라서 이렇게 분류할 수 있습니다.
가장 중요한 기준은 염증이 있냐 없냐와 염증의 크기입니다.
즉 여드름의 색깔과 크기를 유심히 보세요.

1. 초기 여드름(좁쌀 여드름)

　염증 소견이 없이 Blackhead와 Whitehead가 있고 여드름 가운데 가장 경미한 상태입니다. 흔히 좁쌀 여드름이라고 부르는 영역입니다. 공식 의학 용어는 아닙니다만 일반적으로 많이 통용되는 용어입니다. 말 그대로 좁쌀 정도로 크기가 크지 않은, 크기가 작은 여드름으로 염증이 없습니다. 면포성 여드름이라고도 합니다.

2. 초기 염증성 여드름

  면포 상태에서 여드름균이 번식하면 염증 반응이 시작되면서 붉은색의 구진성 여드름이 생기고 통증이 나타납니다.

3. 화농성 여드름

  조금 심한 상태로, 붉은색의 염증 반응이 더 진행되어, 곪으면 화농성 여드름이 되어 고름이 생깁니다. 농포 상태이며 얼굴, 가슴, 어깨, 목 등에 나타납니다.

4. 응괴성 여드름

  가장 심한 상태로 응괴성 여드름이라고 하며 치료 후에도 심한 켈로이드성 흉터를 남깁니다. 화농성 여드름의 큰 형태라고 이해하시면 됩니다. 염증 덩어리가 새끼손가락만 한 크기입니다.

  여드름을 어떻게 구분하는지 대략 이해가 되실까요?

여드름 구별법 중에서 가장 중요한 것이 염증이 있느냐, 염증이 없느냐, 이거를 구별하는 것이 가장 중요합니다.

간단하게 보면 여드름의 색이 붉은색이면 염증이 있는 것이라고 보면 됩니다. 여드름의 색이 붉지 않다면 아직 염증이 없는 거라고 보시면 됩니다.

물론 좀 더 자세히 따지면 여드름을 눌렀을 때 여드름에 통증이 있는지, 통증이 없는지, 그 부위에 열감이 있는지 없는지, 이런 부분들로 염증이 있는지 없는지를 확인하는 방법도 있습니다만 색깔로 판단하는 것이 가장 쉬운 방법이 되겠습니다.

염증이 있느냐가 왜 중요하냐면.
염증이 있는 여드름은 여드름 후유증을 일으키기 때문입니다.
여드름 후유증이라는 것은 하얀 위축성 흉터, 붉은 여드름 자국, 넓은 모공이 대표적입니다.
그런데 이러한 여드름 후유증은 한번 발생하면 치료가 어렵기 때문에 여드름 후유증이 발생하지 않도록 예방해 주시는 것이 가장 중요하거든요.
근데 여드름 후유증은 아무 여드름이나 다 여드름 후유증을 일으키지 않습니다. 염증이 없는 여드름은 상대적으로 여드름 후유증을 덜 만듭니다.

사춘기 여드름??
치료를 꼭 받아야 하나요?

여드름은 조기치료가 중요합니다.

여드름은 초기에 치료를 하지 않으면 94%에서 흉터를 남기는 병변을 진행할 수가 있기 때문에 반드시 최대한 조기에 빨리 개입해서 얼른 치료를 적극적으로 하는 것이 바람직합니다.

흉터는 한번 발생하면 치료를 통해 흐려질 수 있지만 완전히 없어지지는 않습니다.

흉터라는 비가역적인 결과를 맞지 않기 위해서는 심한 여드름의 경우는 적극적인 치료개입이 필요합니다.

치료 방법은 환자의 나이, 성별, 심한 정도, 생기는 부위에 따라 다 달라질 수가 있습니다.

이마, T존에 생기는 전형적인 사춘기 여드름의 경우, 심하지 않은 정도라면 피부과에 내원하지 않고 자가치료만으로도 충분합니다.

아침저녁으로 매일 세안을 깨끗이 하고, 생활 습관을 조심하기만 해도 많이 좋아집니다.

약국에서 처방전 없이 구매할 수 있는 일반의약품 연고를 함께 사용하는 것을 추천드립니다.

하지만 그 정도로 해결이 안 될 경우에는 피부과에 와야 합니다.

저희는 이런 경우에 바르는 전문의약품 연고와 스케일링 위주로 치료를 권하는 것이 좋다고 생각합니다.

왜냐하면 이 시기에 사춘기 학생들에게 적극적으로 먹는 약을 사용하는 경우에는 어린 나이로 인한 약 부작용에 대한 우려도 있고, 보호자분들의 거부감도 있기 때문입니다.

스케일링은 염증성 여드름으로 발전하지 않도록 피지 배출을 해주고, 일부 필링약제 도포나 항생제 도포로 염증을 조절해 주는 것을 말합니다. 여드름에 대한 근본적인 치료는 될 수 없지만, 비교적 치료가 가볍고, 학생들이 받기에 부담스럽지 않습니다.

하지만 흉터 발생이 유력해 보이는 화농성, 응괴성 여드름의 양상인 경우에는 먹는 여드름약을 처방하고, 가급적 레이저 초기를 조기에 권유하는 편입니다.

  저희가 연구해 본 바로는 초기에 빨리 레이저를 하는 게 여드름 흉터 치료 효과도 좋았습니다. 그리고 최근 연구에도 25세 이후에 치료한 환자들하고 25세 전에 여드름 흉터 레이저 치료를 했던 환자들하고 비교했을 때 치료 효과가 25세 전에 조기 흉터 치료를 시작한 경우가 유의미하게 좋았던 보고가 있습니다. 이런 경우에는 약물 복용을 같이 하면서 레이저 치료를 하면은 상승 작용을 나타내서 훨씬 치료 효과가 높아지는 것을 확인할 수가 있습니다.

  여드름 치료의 목적은 결국 흉터 같은 합병증을 남기지 않는 것입니다. 이것을 염두에 두고 피부과 전문의와 상담받으시길 권해드립니다.

여드름 압출이 필요한 타이밍은 언제?

청소년기에 나는 사춘기 여드름과 25세 이후 나는 성인 여드름은 다릅니다. 특히 여성에게서 차이가 큽니다.

먼저 사춘기 여드름은 이마, 코 등 일명 'T존'이라고 불리는 곳에 많이 생깁니다. 그러나 성인 여드름은 볼, 턱 등 U존에 병변이 집중됩니다. 또한, 성인, 특히 여성은 결절이라고 불리는 굵고 빨간 여드름이 얼굴에 몇 개 나고, 자잘하게 곪는 여드름은 별로 나지 않는 양상을 보입니다. 사춘기에는 좁쌀 같은 작은 알갱이 여드름이 나는 비율이 상당히 높습니다. 성인기에는 성별에 따라 차이가 조금 있는데, 여성은 여드름이 주로 얼굴에 집중되지만, 남성은 가슴과 등에도 잘 생깁니다. 심한 여드름은 여성보다 남성에게 더 흔합니다.

여드름이 얼굴에 나는 그 상황보다는 여드름이 결국 후유증으로 우리에게 흉터와 커져버린 모공을 남기게 되기에 여드름 치료가 피부과에서 중요한 위치를 차지합니다.

여드름은 크게 염증성 여드름과 비염증성 여드름으로 나뉩니다.
염증성은 붉은빛을 동반하고, 만졌을 때 통증이 있을 수 있는 염증 반응이 있는 것입니다.

비염증성은 보통은 블랙헤드라고 부르는 모공 안에 피지가 들어차 있는 형태의 여드름이 있고, 하얀 면포가 마치 죽처럼 들어 있는 식의 여드름 형태가 있습니다. 그런 염증성 여드름은 곪은 형태, 붉은 색깔의 구진 하얀 농을 가지고 있는 농포, 또 피지 덩어리가 들어 있는 낭종, 만졌을 때 아프고 딱딱한 형태의 결절 등이 있습니다.

특히 블랙헤드 같은 경우에는 모공 입구가 뚫려 있기 때문에 압출도 쉽고, 큰 염증을 일으키지 않기에 심각한 후유증을 남기지 않습니다.

그러나 피부 안에서 만져지는 하얀 농을 동반한 농포성 여드름부터는 이야기가 다릅니다.

모공이 막혀 피지가 배출되지 못해 생긴 오돌토돌한 병변으로, 나중에 더 큰 염증을 일으켜, 붉은 여드름 자국을 포함해서 여드름 흉터가 굴처럼 이어지는 흉터성 여드름의 전구 단계이므로 치료할 필요가 있는 형태입니다.

농포 여드름은 계속 반복해서 발생하면 결국 넓어진 모공 같은 형태의 흔적이 남을 수 있습니다.

마지막으로 결절 여드름은 여드름 중에 가장 깊고 큰 사이즈의 염증을 보여주는 형태인데, 여드름 주변 조직에 심한 염증과 굴(Sinus)을 형성하고 붉고 딱딱하게 만져집니다.

여드름이 바깥쪽에서 피지가 막히기보다는 안쪽에서 막히기 때문에 크게 곪는 겁니다.

염증성 여드름이나 면포성 여드름이 있는 경우에는 여드름 치료와 함께 여드름의 염증을 조절해 주는 치료를 해야 합니다.

좀 섣부르긴 하지만 상황에 따라 조기에 여드름 흉터에 대한 치료를 병행해 줘야 할 때도 있습니다.

하여튼 비염증성 여드름 단계에서 염증 여드름이 되려는 그 정도 상황.

그때가 여드름 치료의 적기입니다. 그 순간이 단순 뾰루지였던 여드름이 흉터를 일으킬 수 있는 가능성을 가진 심각한 문제로 비약하는 순간입니다.

여드름 끝에 약간 노랗게 고름이 생기기 시작하는 이 타이밍이 바로 적절한 압출과 가벼운 필링이 필요한 시점입니다.

이런 상황에 대단한 치료가 필요하지 않습니다.

여드름을 짜면 흉터가 생긴다고 알고 있는 분들이 많습니다.
하지만 잘못된 생각입니다.
적절한 단계에서 모낭에서 염증을 배출시켜 주어 파일 수 있는 염증의 파급과 흉터의 가능성을 줄여주는 것입니다.

하지만 집에서 환자 스스로 짠다면 이차감염으로 염증이 더 나빠진다든지, 제대로 배출하지 못해서 자극이 될 수 있습니다.

환자가 스스로 여드름을 짜면 안 되는 더 중요한 이유 두 가지는 짜야 할 적절한 단계의 여드름을 고르지 못한다는 것.

그리고 여드름 흉터는 염증의 확산 범위와 비례해 커지는데, 여드름을 뭉툭한 손가락 끝이나 기구로 섣불리 건들면 염증이 더 옆으로, 밑으로 확산해 흉터 크기를 키울 수 있다는 점입니다. 그래서 꼭 전문 피부과에 내원해서 관리받기를 추천드립니다.

여드름 환자에게
올바른 세안 방법을 알려주세요

여드름 환자에게 올바른 세안은 미지근한 물로 하는 것이 중요합니다. 온도가 중요합니다. 적당히 따뜻한 물이 세정제가 잘 녹을 수 있고 모공을 열어주고 피부의 긴장을 덜어줍니다. 찬물로 강하게 하는 세안은 모공을 막을 수 있기에 세정력이 떨어진다고 볼 수 있습니다. 너무 뜨거운 물로 하는 세안은 피부에 자극이 될 수 있고 노화를 촉진시키므로 하지 않는 것이 좋습니다.

그리고 세안은 아침저녁으로 하루에 두 번 하는 것이 기본입니다. 너무 자주 씻으면 피부가 건조하고 예민해질 수 있어서 여드름이 악화될 수 있고, 또 너무 안 씻으면 피부의 묵은 각질이나 피지가 제거되지 않아서 해로울 수 있습니다.

가끔 사람들 중에 화장품이 몸에 안 좋다고 얼굴을 물로만 씻으시는 분들이 있는데 사실은 물만 가지고 우리 얼굴에 있는 각질이나 피지로 인한 노폐물이 충분히 씻어져 내려가기가 어렵습니다.

여드름에서 올바른 세정제 사용은 너무 강하지 않게 사용해 줘서 피부를 건조하고 예민하게 만들지 않는 겁니다. 세안제가 너무 약하면 우리 얼굴에 피지나 더러운 각질 그리고 세균들을 완벽하게 제거할 수가 없을 겁니다. 그러나 우리가 세정제를 강하게 쓰면 산도 밸런스도 무너지고 각질이 벗겨지는 등 염증 같은 강한 반응이 생길 수가 있습니다. 올바른 세정제라고 하면 더러워지고 산화된 피지는 깨끗하게 제거할 수 있으면서 각질층에는 손상이 가지 않을 만큼 적당히 강한, 즉 순한 세정제가 좋습니다.

보통 여드름을 고민하는 청소년 환자를 대할 때 어떤 세정제를 쓰냐고 물어보면 대부분 클렌징폼을 쓰고 있다고 답을 합니다. 순한 세정제 성분이 들어 있는 클렌징폼으로 하루에 두 번 정도 세안하면 일단 합격점입니다.

클렌저를 사용할 때는 항염증이나 항균 작용을 할 수 있는 클렌저를 사용하는 게 좋습니다. 오일형의 클렌저가 화장을 잘 지우는 것은 맞지만, 오일로 이중 세안, 삼중 세안을 하게 되면 유분이 피부에 많이 남아 문제를 일으킬 가능성이 높습니다. 개인적으로 클렌징 오일은 애당초 피부가 두껍고 피지가 많은 T존 즉 미간이나 코에 적합하다고 생각합니다. 화장을 지울 때는 자극이 적은 폼이나 파우더 형태의 가벼운 세안제를 쓰는 게 좋고 특히 T존 주변 그리고 헤어라인 근처는 신경 써서 닦아내야 합니다.

씻을 때는 얼굴에 물을 살짝 끼얹고 손에서 거품을 낸 클렌저를 도포하되, 가볍게 거품으로 씻는다는 느낌으로 가볍게 두드리는 겁니다. 특히 피지가 많이 나오는 T존 같은 경우에는 신경 써서 문질러 주지만 세게 빡빡 문지른다든지 하면 자극이 되어 여드름이 더 악화될 수가 있습니다.

뽀드득하는 소리가 날 정도로 씻게 되면 과하게 씻은 것입니다. 피부에 좋은 기름마저 세안으로 달아나게 하는 것이며, 피부에 굉장히 자극이 되므로 절대 좋지 않습니다. 가볍게 거품으로 닦는다는 느낌으로 부드럽게 얼굴을 매만지는 느낌으로 헹구고, 헹구고 나서는 수건을 문지르지 말고 가볍게 지그시 눌러줍니다.

끝으로 제가 중요하게 생각하는 것은 세안 후에 토너를 사용하는 것입니다.

피부가 너무 건조하거나 민감한 편이 아니라고 하면 토너를 써주는 게 좋습니다. 왜냐하면 토너가 우리 피부에 무너진 산도(ph)를 돌려주는 기능이 있고 피부에 남은 화장품 찌꺼기를 잘 치워주는 효과가 있기 때문에 저는 개인적으로는 토너를 꼭 사용해야 된다고 생각합니다.

 토너는 정제수를 포함한 수용성 원료가 대부분을 차지하며 일부 오일과 향료가 계면활성제에 의해 녹아 있는 제형입니다. 토너를 바르자고 추천하는 이유는 토너가 피부에 붙어 있는 묵은 각질이 세안으로 날아간 후에 남아 있는 각질을 고르게 펴주는 역할을 합니다. 피부의 ph는 보통 5.5에서 6.5 정도의 약산성이 정상인데 클렌징 후에는 ph가 일시적으로 염기성으로 상승합니다. 토너는 이때 일시적으로 높아진 피부의 산도 ph를 정상으로 빠르게 회복시켜 줄 수 있습니다. 또한, 토너에 함유된 소량의 오일이 각질 사이사이를 적셔주면서 피부 속까지 훑고 내려가는데, 이는 이후에 사용되는 수분크림이 빠르게 흡수될 수 있도록 도와주는 역할을 합니다.

 토너는 피부의 정돈과 ph의 회복을 시켜주는 좋은 역할을 하고 있고 또한 토너에 함유된 소량의 오일이 각질 사이사이를 적셔주면서 피부 속까지 훑고 내려가는데, 이후에 사용되는 수분크림이 빠르게 흡수될 수 있도록 도와주는 역할을 합니다.
 또한 토너에 포함돼 있는 여러 영양 물질들이 피부에 영양분을 공급해 주는 역할을 해줍니다.

청소년 여드름 환자는 이렇게 메이크업하세요

여드름이 심한 환자, 특히 조금 나이가 어린 청소년에서 성년 초기의 환자분들은 어색할 정도로 두꺼운 화장을 하고 진료실에 들어오실 때가 많습니다.

붉은 흉터와 울퉁불퉁한 여드름을 가려서 가능한 깔끔하고 맑은 피부로 보이고 싶어 하기 때문입니다.

커버력이 엄청 좋은 화장품을 많이 바른 얼굴로 진료를 봅니다.

두꺼운 화장은 여드름을 잘 감춰주는 것이 아니라 오히려 돋보이게 할 수 있습니다. 화장은 두꺼울수록 피부에 밀착되지 못하고 뜨기 때문입니다. 또한 화장이 두꺼우면 얼굴에 뭔가 뒤집어쓴 듯 부자연스러워 보입니다.

사진이나 동영상 촬영을 할 때 두꺼운 화장이 여드름을 가리는 데 도움이 됩니다.

하지만 일상생활에선 그렇지 않습니다. 열심히 화장으로 가렸지만, 어쩔 수 없이 두껍게 들뜬 울퉁불퉁한 여드름에 눈길이 갑니다.

여드름이 심한 피부는 피지 분비가 많으므로 되도록 묽은 제품을 바르는 것이 좋습니다.

그리고 너무 많은 종류의 화장품으로 복잡하게 화장을 하는 것은 되도록 피하는 것이 좋습니다.

여드름을 가리려면 파운데이션도 필요하고 컨실러도 필요합니다. 커버력이 좋아야 하니 더욱 무겁고 크리미한 제품을 찾게 됩니다. 그런데 그럴수록 모공을 막아 여드름이 악화될 가능성이 더 높아집니다.

여드름 피부는 오히려 가벼운 화장을 해야 합니다.

가벼운 화장을 하면 모공을 막을 위험도 줄어드니 여드름에도 더 좋습니다. 여드름을 가리려 하는 것보다 여드름 때문에 생긴 피부의 붉은빛을 조금 편안하게 보이도록 하는 것이 훨씬 자연스럽고 보기가 좋습니다.

우선 파운데이션을 최대한 묽은 것으로 골라야 합니다.

제품 포장에는 지성용 '논 코메도제닉(Non-Comedogenic)', '오일 프리(Oil-Free)' 등이 적혀 있는 것이 좋습니다.

미네랄 오일이나 식물성 오일 베이스보다는 실리콘 계열 베이스가 차라리 낫습니다. 실리콘 베이스(Ex: 디메치콘, 사이클로펜타실록산) 화장품이 파운데이션이 뭉치지 않고 매끄럽게 잘 펴지게 합니다. 그래서 적은 양으로도 바를 수 있기에 화장이 들뜨지 않습니다.

실리콘이 들어가면 파운데이션이 에센스나 세럼과 같은 제형을 띠게 되고 가벼운 제형으로 변하게 됩니다.

하지만, 사실은 여드름 피부에는 파운데이션보다는 파우더나 팩트가 훨씬 좋습니다.
커버력은 떨어지지만 파운데이션처럼 피부를 많이 문지르거나, 두드릴 필요가 없는 데다 그 자체로 피지를 흡수하는 기능이 있기 때문입니다.
그래서 자극 없이 바를 수 있고 피부의 번들거림과 붉은 기를 효과적으로 가려줍니다.

여드름 환자의 경우 화장할 때 관심사가 여드름을 가리는 것이기 때문에 화장을 할 때 여드름을 짜거나 만지거나 아주 강하게 세안을 하는 경우가 많습니다.
이런 행동이 여드름을 악화시키고, 흉터를 남기게 합니다.
이런 경우에는 여드름을 직접 가리지 않는 것이 아니라 최대한 눈에 띄지 않도록 화장을 하는 것을 권유드립니다.

구체적인 방법으로는 첫 번째는 보색을 사용해 눈에 띄지 않게 하는 방법과, 두 번째는 포인트 메이크업을 하여 시선을 여드름에서 다른 부위로 옮기는 방법이 있습니다.

피부발진 때문에 붉어진 부분을 노란색의 파운데이션으로 가리는 것입니다. 붉은빛에 대한 보색으로 황색이나 녹색이 권장됩니다. 노란색이 가장 이상적인데, 붉은색에 노란색이 더해지면 주위의 피부색과 조화가 잘되어 붉은빛이 눈에 많이 띄지 않습니다. 포인트 메이크업은 입술 라인이나 아이라인의 메이크업을 화장의 강조하는 포인트로 삼는 것입니다.

어떻게 보면 다른 부분에 더 신경을 써서 여드름은 잊으라는 좀 심리 조작적인 부분이 있긴 합니다. 그러나 피부발진이 있는 부위가 아니어서 여드름 치료를 방해하지 않는 장점이 있습니다.

여드름에 피해야 할 음식을 알려주세요

먹는 것과 여드름은 연관이 없다?! 십여 년 전만 하더라도, 가끔은 최근에도 여러 자료나 책자에서 '여드름은 식단과 연관성이 없다'는 주장들이 많았습니다. 하지만 최근 여드름의 병리기전이 더 자세히 밝혀지고, 이를 바탕으로 한 새로운 연구들이 발표되면서 위의 주장들은 힘을 잃고, '음식과 여드름은 서로 관련이 있고, 따라서 적절한 식이조절이 여드름 치료에 도움이 된다'는 주장이 더 많이 받아들여지고 있습니다.

1. 정제 탄수화물

정제 탄수화물을 많이 섭취한 사람들에게서 그렇지 않은 사람들에 비해 여드름이 더 증가하는 경향을 보인다는 연구 결과는 많습니다.

정제 탄수화물이 풍부한 음식이란 첫 번째 흰 밀가루로 만들어진 빵, 시리얼, 디저트, 당이 들어 있는 음료수, 다섯 번째는 설탕, 메이플 시럽, 꿀 등의 감미료가 있습니다.

이러한 정제 탄수화물이 여드름에 영향을 주는 이유는 바로 혈당과 인슐린 수치 때문입니다.

정제 탄수화물은 빠르게 혈액으로 흡수되어서 빠르게 혈당 수치를 높입니다.

그러면 이를 낮추기 위해서 인슐린 수치가 높아지게 됩니다.

이때 증가한 높은 수치의 인슐린이 여드름에 좋지 않은 역할을 하는데 인슐린은 성호르몬을 자극하게 만들고 여드름 발생에서 중요한 역할을 하는 물질 IGF-1(Insuin Growth Factor-1)을 증가시킵니다. IGF-1은 피부 세포를 더 빠르게 성장시키고 피지 분비를 더 증가시켜서 여드름을 악화시킬 수가 있습니다.

2. 우유

아직까지 이 우유가 어떻게 여드름의 형성에 기여하는지 원인은 명확하게 밝혀지지 않고 몇 가지 가설들만 존재합니다.

그중에 대표적인 것은 우유는 혈당 수치와 별개로 앞에서 설명했던 인슐린 수치를 증가시키기 때문에 여드름을 악화시킨다고 알려져 있습니다.

우유에 들어가 있는 지방이 문제가 되는 것이 아니라 단백질이 문제가 됩니다.

우유에 들어 있는 단백질, 카제인과 유청 단백질(Whey Protein)이 원인으로 지목됩니다.

이런 단백질은 중요한 식이 성분으로 루신과 글루타닌을 풍부하게 만들어 냅니다.

이 아미노산들은 피부 세포를 성장하게 하고 더 빠르게 분화시켜서 여드름 발생에 기여를 합니다. 유청 단백질의 아미노산은 몸이 더 높은 레벨의 인슐린을 생산하도록 자극하는데, 이것이 여드름 발생에 기여를 합니다.

특히 유청 단백질은 웨이트 트레이닝을 하는 분들이 근 보충제로 많이 드시는데 이 경우, 여드름이 더 악화될 수 있습니다. 이런 경우에는 Whey Protein-Free 단백질을 드시거나 가슴살로 근 보충제를 대체하는 것이 중요합니다.

3. 패스트푸드

세 번째는 패스트푸드입니다. 여드름은 칼로리, 지방, 정제 탄수화물이 높은 이 서구식 음식을 섭취하는 것과 강한 연관관계가 있습니다.

예를 들면 햄버거, 피자, 핫도그, 프렌치 파이 등이 이 전형적인 서구 스타일 음식이고 여드름 발생을 증가시킬 수 있습니다.

패스트푸드는 유전자 발현에 영향을 주고, 여드름이 증가하는 방향으로 호르몬 레벨을 변화시킨다고 알려져 있습니다.

이런 패스트푸드에는 기본적으로 밀가루가 많이 들어가는데, 밀가루 성분 안에 들어 있는 글루텐이 장의 누수를 일으키는 것으로 생각이 됩니다. 장누수라는 것은 소화된 영양분이 흡수되는 장의 세포 사이를 떨어뜨려서 장에 있는 안 좋은 세균이나 이물질 등 불필요한 것들이 들어오게 하는데, 그게 우리 몸에서 염증 반응을 악화시키게 되기 때문에 여드름이 나빠지게 되는 것으로 생각하고 있습니다.

또한 패스트푸드와 같은 전형적인 서구 스타일 음식들은 오메가6 지방산이 풍부합니다.

오메가6 지방산이 풍부한 음식들은 염증 수치의 증가와 여드름 발생의 증가와 연관되어 있습니다. 이런 음식은 오메가6 지방산이 풍부한 옥수수기름이나 콩기름 같은 것이 포함되어 있고, 또 생선이나 호두에 있는 오메가3 지방산은 거의 포함되어 있지 않습니다.

이러한 오메가6와 오메가3 지방산의 불균형은 몸의 염증 상태를 더 증가시키고 이러한 것은 여드름의 상태를 더 악화시킵니다.

여드름이 좋아지는 음식을 알려주세요

1. 당질지수 낮은 음식

당뇨 환자의 혈당 조절 및 비만한 사람의 체중 조절에 도움이 된다고 알려진 당질지수(GI, Glycemic Index)를 활용한 식단은 여드름에도 효과적입니다. 당질지수가 낮은 식품은 인슐린 민감성을 향상시키고 인슐린유사 성장인자와 피부 내 염증인자(인터류킨: Interleukin-8)를 감소시켜 여드름 증상 개선에 도움이 됩니다. 실제로 당질지수가 낮은 식품을 10주간 섭취한 뒤 여드름 개수나 크기, 염증 정도가 감소했다고 보고된 바 있습니다.

여드름 관리 비법은 지나치게 단 음식을 피하고 당질지수가 낮은 음식을 섭취하는 것입니다. 잡곡밥이나 통곡식빵류, 콩류와 현미, 생고구마, 신선한 당근, 사과 등으로 식단을 구성하면 도움이 됩니다.

2. 오메가3 지방산

혈중 지질 개선 및 순환기 질환에 도움이 되는 것으로 알려진 오메가3 지방산은 염증인자인 사이토카인(Cytokine) 생성을 억제하여 여드름 치료에 도움이 될 수 있습니다. 또 다른 염증인자인 류코트리엔(Leukotriene B4)의 합성 및 활성을 억제하고, 인슐린유사 성장인자를 감소시키는 등 여러 가지 이로운 역할을 한다고 보고되었습니다.

3. 프로바이오틱스

건강한 장과 장 내 미생물의 균형을 유지시켜 줍니다.

4. 녹차

녹차는 염증 수치를 감소시키고 피지 분비량을 감소시키는 폴리페놀을 포함하고 있습니다.

5. 강황

강황입니다. 강황은 항염 작용을 하는 커큐민을 포함하는데, 이것이 혈당을 조절하고 또 인슐린 민감성을 증가시킵니다.

6. 비타민A, D, E와 아연

여드름을 유발하는 균의 성장을 방해합니다.
이러한 영양소는 피부와 면역세포 건강에 도움을 주고 또 여드름을 예방할 수가 있습니다.

7. 과일과 야채가 풍부한 식단

비타민C 함유량이 높아서 항산화 효과가 있고 또 염증 반응을 줄이며 섬유질 함량도 높아서 여드름 완화에 도움이 됩니다.

여드름 환자는 얼굴이 기름진데 왜 보습을 잘해야 하나요?

생각보다 많은 여드름 환자들이 보습에 대해서 부정적인 생각을 가지고 있습니다.

'여드름 때문에 피부가 기름진데 기름이 들어가 있는 복수를 바르면 피부가 더 번들거리고 여드름이 심해지는 것이 아닌가' 하는 생각 때문입니다.

하지만 이것은 잘못된 생각입니다. 우리의 피부는 피부 바깥쪽에 유막이 형성될수록 피지선에서 기름의 분비가 좀 더 줄어들고 오히려 피부가 건조해지면 피지가 더 많이 올라오게 되어 있습니다.

이것을 보상작용이라고 합니다. 그러므로 건조한 피부 상태는 여드름을 더 악화시킬 수가 있습니다.

또한 여드름의 발생 원인 중에 피부장벽으로 인해 피부 미생물의 균형이 깨지는 것이 아주 중요한 원인으로 주목받고 있습니다.

이는 피부가 건조해짐과 동시에 우리 피부의 필수적인 산도(ph)가 알칼리로 변하면서 발생합니다. 이러한 경우에는 알칼리성 여드름으로 따로 분류할 수가 있습니다.

건강한 피부장벽 유지를 위해서라도 보습을 잘해주는 것이 중요합니다.

특히 심하게 건조하고 온도 변화가 심해지는 환절기 가을 겨울에 철저한 보습이 필요합니다.

보습을 잘할수록 피부 재생 속도가 빨라져 여드름 병변의 회복을 빨리 도와줄 수 있습니다.

보습제는 건성, 민감성 피부를 가진 사람에게 추천이 되고 또한 피부를 건조하게 만드는 여드름 치료제를 사용하고 있는 사람도 보습제를 발라주는 것이 도움이 됩니다.

본인 피부에 잘 맞지 않는 보습제를 선택하면 여드름 피부에서 면포나 염증이 생길 수가 있습니다.

면포가 만들어지는 것은 몇 주 이상 걸리기 때문에 면포를 유발할 수 있는 성분이 포함돼 있더라도 그 결과를 나중에 확인할 수 있기 때문에 주의를 요구합니다.

면포가 생겼다고 해서 그 시점에 바른 화장품이 잘못되었다기보다는 그로부터 몇 달, 몇 주 전에 사용한 화장품이 문제가 있을 가능성이 높습니다.

이것은 민감성 피부 중에 알레르기 접촉 피부염이 있는 사람도 마찬가지입니다.

보통 알레르기가 올라올 때 그 시점에 발랐던 화장품이 원인이라고 생각할 때가 많지만 사실은 소량으로 들어 있는 알레르기를 일으킬 수 있는 항원이 있는 성분을 아주 오랜 기간 동안 발라와서 그것이 어느 정도 역치가 넘었을 때 알레르기로 드러나는 것이라고 볼 수 있습니다.

기름 성분은 아니지만 면포를 잘 유발할 수 있는 올레인산과 이소프로필, 에스테르 등이 포함돼 있는 것은 피하도록 합니다.

그리고 면포와 다르게 염증성 유발 여드름은 유발 요인과 접촉하면 2~3일 안에 빠르게 발생할 수 있는데 이는 주로 유화제(물과 기름 성분을 섞는 화학 성분)에 의해 모낭이 자극되어 생기는 경우가 많습니다.

여드름에 사용되는 약들, 레티노이드 제품이나 과산화 벤조일 등의 치료제를 사용하면 피부가 건조하고 따끔거릴 수 있는데 이럴 때 효과적인 보수제를 사용하면 훼손된 피부장벽에 의한 건조함과 따가움이 완화가 되고 또 치료를 지속하게 도와줄 수 있습니다.

보습제에 주로 사용되는 성분은 실리콘계 성분인 디메치콘과 글리세린인데 이는 피부를 통한 수분 손실을 줄여주기 때문에 가장 흔하게 사용됩니다.

글리세린의 함량이 높아지면 보습제를 바를 때 끈적거림이 심해 불편할 수 있는데 히알루론산을 함께 첨가하면 이런 끈적거림은 다소 덜해질 수가 있습니다.

여드름 염증이 심할 때 알로에나 위치하젤, 아연 등의 성분이 첨가되면 항염증성 기능을 기대해 볼 수가 있습니다.

여드름 환자는 대부분 습균제와 완화제가 함유된 질감이 가벼운 것을 사용하는 게 좋고 두껍고 기름기가 많은 제품을 피하는 것이 중요합니다.

여드름 관리의 기본 중 기본은 스케일링과 필링입니다

여드름은 모공에서 생기는 질환입니다.

안면의 솜털 아래에는 긴 모발이 있고 그 긴 모발을 기저 세포가 둘러싸고 있습니다. 모발 아래에는 피지선이라는 기름을 분비하는 세포가 함께 있습니다.

기저 세포에서 새로 만들어지는 각질층이 모공 속에 갇히고 그로 만들어지는 각질의 부스러기가 피지 분비물과 같이 모공 바깥으로 배출이 돼야 합니다. 이때 각질 부스러기가 배출이 안 되면 어떻게 될까요.

모공이 막히게 되고 여기에 세균이 번식하게 되고 번식된 세균이 주위 조직을 파괴하여 염증을 유발합니다. 우리가 말하는 여드름은 바로 이런 과정으로 발생합니다.

청소년 시절에 남성과 여성은 확실한 구분이 생기는 시기입니다. 이때 우리 몸은 안드로겐이라는 호르몬을 많이 분비하게 되는데 이 호르몬이 여성 호르몬과 남성 호르몬의 전구물질로 작용합니다. 이 안드로겐이라는 호르몬은 피지선의 피지 분비를 조절하는 기능을 가지고 있습니다. 사춘기에 인간 몸에 안드로겐이 많이 분비가 되는데 이 과정은 피할 수 없는, 어쩔 수 없는 과정입니다. 몸이 성숙하는 과정을 겪기 때문에 이와 같은 여드름이 생기는 변화는 너무나 당연한 것입니다.

과량 분비된 안드로겐은 피지 분비를 자극하고 피지가 많아지는데 모공은 아직 나이가 어리기 때문에 작고 모공의 각질층이 자극을 받아 각질 부스러기가 많이 생겨 모공이 막히는 악순환을 밟게 됩니다.

그래서 우리가 10대에 여드름이 어디서부터 생기냐를 보면 모공이 상대적으로 작은(덜 성숙한) 이마부위부터 먼저 생기고 이후에 코나 뺨으로 서서히 내려오는 것을 알 수가 있습니다.

청소년들은 이 시기에 활동이 많아지고 스트레스를 많이 받게 됩니다. 분비물이 많아 피부 표면이 불결해지고 사용하는 화장품 또한 자극이 심해 모공을 자극하거나, 모공을 막아 피지 분비를 방해하게 됩니다. 스트레스도 표피를 자극하여 모공을 막는 역할을 합니다.

이렇게 불결해진 피부 표면은 여드름 세균이 증식할 수 있는 최적의 조건이 되면서 염증이 아주 심해지는 것입니다.

여드름을 치료하기 위해선 우선 염증을 가라앉혀 주는 작업이 필요하고 막혀 있는 모공 안에 가득 찬 피지의 분비가 잘되게 도와줘야 합니다.

여드름은 결국은 일정 나이가 되면 좋아집니다.

하지만 여드름 피지에 대한 꼼꼼한 관리를 받아준 사람과 안 받아준 사람의 차이는 큽니다. 흉터가 발생한다든지 모공이 커진다든지 하는 여드름이 있었던 부작용이 남게 됩니다.

그렇기 때문에 피지 자체의 분비를 줄이는 것도 중요하지만 지금 있는 모공 안에 들어 있는 부스러기를 제거해 주고 막힌 모공을 열지 않으면 결국 계속 염증 반응이 일어나고, 그것은 흉터가 되고 모공이 커지는 악순환을 밟게 합니다.

모공에 피지 부스러기가 가득 찬 상태에서 약과 연고를 발라도 효과가 한계가 있습니다. 약에 의해서 일시적으로 염증이 좋아져서 치료가 되는듯해도 붉은 염증이 계속 재발하는 이유는 모공 안에 면포가 남아 있기 때문입니다.

여드름에 있어서 가장 기본이 되는 치료는 스케일링이라고 생각합니다. 즉 여드름 관리는 피부 안의 모공에 있는 피지를 피부 관리사의 손으로 일일이 압출을 하고 비어 있는 모공을 채워줄 수 있는 약을 바르는 것입니다.

여기서 잊지 말아야 하는 것이 막힌 모공을 열어주는 작업에서 보습제를 잘 사용해 주는 것이 중요한다는 것입니다. 보습제를 바르면 열린 모공에서 부드럽게 피지가 배출되는 것을 도와줄 수 있습니다.

여드름이 있는 사람은 스스로를 지성피부라고 생각하는 경우가 많습니다. 그래서 크림이나 로션을 적당히 바르거나 덜 바르는 경우가 많은데 이것은 잘못된 생각입니다. 충분한 보습을 해주는 것이 모공을 막히지 않고 부드럽게 하여 피지 분비를 잘 이루어지게 도와줍니다.

도리어 속 피부가 건조한 상태에서 좁쌀 여드름이 심하게 발생합니다. 보습이 충분히 되지 않는 경우가 더 위험하다고 볼 수 있습니다.

여드름 스케일링에 대해서 알려주세요

일단 압출을 한 다음에 모공에 가득 찬 피지를 녹여줄 수 있는 약품이 중요합니다. 이럴 때 사용되는 약품으로 아젤라익산, TCA, 페놀, 제스너 용액 등등이 있습니다. 저희가 가장 선호하는 것은 알파-하이드록시산(Alpha-Hydroxy Acid) 소위 AHA에 속하는 글리콜릭산(Glycolic Acid)입니다.

굳이 여드름 필링 중에 글리콜릭산을 선호하는 이유는 기타 화학적 필링(Chemical Peel)의 약물들이 서양인에게는 별 부작용 없이 사용되고 있으나 한국 사람에게는 민감하게 작용할 수 있다는 것으로 고려해서입니다. 글리콜릭산은 비교적 모든 피부 타입에서 안전합니다. 특히 주사 홍조 피부염 환자 또는 민감성 피부가 여드름과 혼재되어 나타나는 양상이 흔하기 때문에 강한 성격의 약물은 좋지 않다고 생각합니다.

알파-하이드록시산(Alpha-Hydroxy Acid) 필링은 시술 직후의 피부 손상이 워낙 경미하여 외국에서는 '점심시간 필링(Lunchtime Peel)'이라고 불리기도 합니다.

그 효과가 표피의 각질층에서 기저층까지의 모든 범위에서 나타나기에 표피 화학필링으로 분류됩니다.

필링 관리 후에 여드름이 더 많이 올라오는 것 같은데 그건 왜 그런 거죠?

Q. 아쿠아 필링 받은 이후로 여드름이 더 많이 올라오는 것 같아요. 그리고 아쿠아 필링 받기 전에는 주로 좁쌀 여드름으로 났는데 아쿠아 필링 받은 후로는 좁쌀 여드름이 아니고 주로 화농성 여드름 나는데요. 이런 현상은 아쿠아 필링이랑 관련이 있는 건가요?

A: 필링 이후에 여드름이 오히려 더 많이 생기고 일부는 화농성 여드름으로 발전하는 경우가 종종 있습니다. 이런 경우는 잠재되어 있는 여드름균 때문에 그런 것입니다.

이런 현상이 나타나는 분들의 피부 상태는 병상 일반적인 사람들의 피부 상태와는 좀 다르게 정상 수준 이상으로 여드름균이 많이 분포하고 있을 가능성이 높습니다.
 여드름균이 비활동성으로 잠재되어 있는 상태에 머물다가 필링 후에 드러나는 것입니다.

 피부과에서 보통 여드름 스케일링, 필링 관리 시에는 피지를 줄이고 피부 약산성을 맞추기 위해 AHA, BHA, 글리콜릭산 등 산성 물질을 사용합니다.
 산성이 피부에 닿으면 그 부위에 기존의 여드름균들이 줄어들게 됩니다.
 하지만 약물이 닿은 곳 외에는 기존의 여드름균들이 많이 있었기 때문에 무주공산인 상태가 된 기존 여드름 부위로 여드름균이 이동하게 되는 것입니다.

 필링 후에 악화되는 여드름은 필링의 부작용이라고 보기는 어렵습니다.
 내 피부에 과도하게 증식되어 있던 여드름균이 말썽부리지 않고 조용히 잠재되어 있다가 필링을 통해서 이 여드름균이 문제를 2차적으로 일으키게 되는 현상이라고 보시면 됩니다.
 이와 같이 필링을 통해서 악화되는 여드름의 경우에는 염증 반응을 잡아줄 수 있게 의료진에게서 항생제를 처방받아 일시적으로 복용해 주는 것이 도움이 됩니다.

여드름은 어떻게 치료하나요?
연고 편

여기서는 여드름 연고 중에 대표적인 몇 개를 소개해 드리겠습니다.

책에서 여러 번 말씀드리지만 여드름 치료의 궁극적인 목표는 '흉터나 큰 모공 같은 후유증을 남기지 않는다'입니다.

1. 벤조일 퍼옥사이드 연고(듀악겔)

벤조일 퍼옥사이드 성분은 여드름균을 죽이는 그런 항생제 성분입니다. 항생제임에도 불구하고 장기간 사용에도 내성이 생기지 않는다는 강점을 가지고 있습니다.

다른 항생제와 함께 같이 섞여서 제작된 연고도 있고, 피지를 억제시키는 레티노이드에 섞여서 만들거나 아예 고정된 비율로 조합을 해서 만들어진 도포용 크림들이 있습니다. 아침저녁으로 그런 성분을 바르면 상당히 좋아질 수가 있습니다.

2. 클린다마이신 계열 연고(크레오신티)라고 하는 항생제 바르는 약이 있습니다

크레오신티는 액체 성분으로 물파스처럼, 물약처럼 만들어져 있습니다. 환자분들이 '물파스같이 생긴 여드름약'이라고 잘 기억하시죠.
장점은 피부 자극 증세가 상대적으로 적은 편입니다. 물론 알코올이 들어 있어서 건조한 피부에 아주 드물게 자극이 될 수 있기도 합니다.
단점이라고 하면 약효가 나타나는 것이 느리다는 점과 여드름균이 아닌 여드름에는 효과가 별로 없다는 점입니다.

3. 디페린 연고, 에피듀오 같은 피지 조절제, 즉 레티노이드 계열의 바르는 약이 있는데요

피지 조절제 연고의 장점이라고 하면 효과가 확실하며 여러 가지 장점이 많습니다. 항염증 작용, 면포 용해 작용, 면포의 형성 억제

기능이 있어 효과가 비교적 확실한 편이며, 보습제와 함께 장기간 사용 시에 여드름의 붉은 자국도 회복시켜 주는 역할을 합니다.

단점이라면 피부 자극 증세를 일으킬 수 있다는 것입니다.
여기서 얘기하는 피부 자극 증세라고 하는 것은 발음 부위가 가볍거나 따갑거나 화끈거리거나 각질이 일어나거나 그 부위가 붉어지는 거, 이거를 피부 자극 증세라고 합니다. 그래서 피부가 건조·민감한 사람에게 사용할 때는 주의가 필요합니다.
또한 햇빛과 반응을 해서 색소침착이나 과잉반응을 일으킬 수 있기에 주로 밤에 하루 1회 바르는 식으로 도포합니다.

4. 퀴놀론계(나디플록사신) 항생제 연고(나딕사크림)

나딕사연고는 퀴놀론계 항생제 성분의 치료제입니다. 퀴놀론계 성분의 항생제는 비교적 최근에 나온 성분이라 클린다마이신과 같이 오래된 항생제에 비해 내성이 없어 효과가 좋습니다.
사람의 피부를 감염시키는 대부분의 세균들에 대하여 광범위한 효과를 가지고 있기 때문에 모낭염뿐만 아니라 여드름에도 효과적입니다.
다른 여드름 연고와 달리 따가운 자극감이 없습니다. 이것이 최고의 장점입니다. 피부를 예민하게 만들 일이 없기에 민감한 피부에서도 안심하고 사용할 수 있습니다. 특히 건조·민감한 증상을 호소하는 환자분이 사용하기 안성맞춤입니다.

여드름은 어떻게 치료하나요?
경구용(먹는) 약 편

일반적으로 여드름의 단계가 화농성 여드름 이상으로 염증이 심한 경우에는 여드름 연고 단독으로 치료하는 경우가 잘 없습니다.

먹는 약을 선택할 때 가장 중요한 것은 연고는 국소적 효과를 가지지만 먹는 약은 전신적인 효과를 가진다는 점입니다. 부작용이나 약제 효과가 전신에 다 나타날 수 있다는 것을 염두에 둬야 합니다.

복용하는 약은 크게 두 가지로 나눠져 있습니다. 항생제 그리고 비타민A 유도체 즉 레티노이드 이렇게 두 가지가 제일 중요한 약물입니다.

항생제는 주로 테트라사이클린 계열(미노신, 독시사이클린)이나 에리스로마이신 계열 등의 약물을 쓰는데 항생제 성분이기 때문에 내성 발생을 막기 위해서는 한 3~4개월 이내로 복용 기한을 제한을 합니다.

항생제 계열의 여드름약은 염증성 여드름에 효과적입니다. 여드름균을 죽이기도 하고 염증을 가라앉히는 효과도 있습니다. 그러나 피지를 조절한다거나 화이트헤드나 블랙헤드에는 그 효과가 떨어질 수 있습니다.

항생제 계열로 충분히 호전되지 않으면 레티노이드 비타민A 유도체 이소트레티노인으로 교체를 해서 장기 투여를 하게 됩니다.

이 약은 여드름의 네 가지 원인인 피지 증가, 과각질화, 염증 반응, 여드름균 네 가지 모두를 줄여주는 효과적인 여드름 치료제입니다.

사용을 하게 되면 장기적으로 복용을 하게 되는데 충분히 복용해서 단 한 개의 여드름도 안 나오게 된 시점부터 2~3개월 이상 더 복용을 해주면 한 평균 6개월 정도 아예 재발을 안 하는 그런 약입니다.

평생 재발 안 할 수도 있습니다. 그래서 이 약을 복용하시면 그렇게 염증성 구진 결절 흉터가 매우 심했던 피부도 장기적으로 복용하면 모든 게 다 좋아지면서 심지어는 흉터도 차오르고 빨간 자국도 없어지고 재발을 방지하는 효과까지도 기대를 할 수가 있습니다.

레티노이드 계열의 약은 그 대신 부작용도 확실합니다.

가장 흔한 부작용은 점막과 피부가 건조해지는 문제입니다.

그래서 입술 트는 건 기본이며 안구건조증이나 코점막이 말라서

코피가 난다든지 할 수 있습니다. 원래 건조하시거나 아토피가 있는 사람들은 아토피가 악화되거나 없던 습진이 생겨서 가려움증이 생길 수 있습니다.

가장 중요한 것은 여성의 임신과 관련한 부작용입니다. 이 약은 임신 중이거나 임신 계획 중인 분들이 복용하시면 절대로 안 됩니다. 임신하시고 싶은 분은 약을 복용 중단한 후 약은 출산 후 최소 2~3개월 있다 드셔야 합니다. 이 약제는 유산, 조산, 태아 기형이 유발될 가능성이 있기 때문입니다. 그리고 약 복용을 끊고 나서 최소 1개월까지 헌혈하시면 안 돼요.

그 헌혈한 피가 임산부한테 갈 수 있기 때문입니다. 수유부가 사용하는 것도 안 됩니다.

피부과를 가니 레이저나 시술을 받으라는데 꼭 해야 하나요?
(시술을 고려해야 하는 상황)

여드름 치료에서 연고와 약, 생활 습관 교정 이외에도 반드시 필요하다고 보는 것이 일단 기본적인 여드름 압출 스케일링입니다.

여드름 치료의 핵심은 흉터를 남기지 않을 정도로 증상을 조절하는 것이기에 그렇습니다.

의사들이 치료를 할 때는 늘 환자에게 줄 수 있는 득과 실을 따져서 결정하게 됩니다.

아픈 병이 있다고 무조건 수술을 권하지 않듯이 치료 단계가 정해져 있습니다.

여드름도 마찬가지로 치료 프로토콜이 정해져 있습니다.

물론 개별적인 판단은 의사에 따라 다르고, 환자에 따라 차이가 있을 수 있습니다.

얼굴에 여드름이 몇 개밖에 없는데 무조건 약을 먹으라고 할 수는 없습니다.

보통 가벼운 여드름에는 바르는 약을 먼저 시도합니다.
여러분들이 애용하시는 스티바에이크림, 디페린겔, 좀 심한데 먹는 약을 쓰는데 이소트레티노인을 바로 쓰는 것은 아니고 먹는 항생제랑 바르는 약을 써요.
그런데 효과가 기대보다 적다거나, 적을 것으로 예측되거나 또는 염증이 심한 경우에는 먹는 경구용 항생제나 피지 억제제 이소트레티노인을 고려합니다.
그러나 먹는 약 단계에서부터는 발생 가능한 부작용에 대해 충분히 고려해야 합니다.

만약에 전신적인 부작용이 우려가 되는 환자라면 어떨까요? 얼굴이 원래 건조해서 피지 억제제 사용 시에 문제가 생길 것 같다면? 이런 경우에는 PDT나 여드름 레이저 같은 것들은 전신적인 부작용 걱정을 하지 않아도 되는 국소 치료이기 때문에 권하게 됩니다.

또는 여드름이 빨리 회복되지 않으면 흉터가 발생할 가능성이 높아 보이는 경우라면 어떨까요? 이미 염증성 여드름이 피부벽을 녹이면서 함몰 및 붉은 자국으로 진행이 되고 있다면 그런 경우에는 약물 복용과 동시에 흉터를 예방할 수 있는 레이저 치료를 함께 권하게 됩니다.

여드름에서 레이저 치료나 시술은 어떤 종류의 것들이 있나요?

레이저 치료의 목표는 여러 가지가 있습니다. 우선 여드름의 핵심 원인인 피지샘 억제와 피지샘 안에 주로 분포하고 있는 여드름균을 억제할 수 있고, 여드름을 악화시키는 호르몬이나 염증 세포 등을 조절하여 주변 환경을 개선하기도 하며 피부 재생을 유도하거나 여드름 흔적을 줄이거나 모공이나 피붓결을 개선하는 등의 미용적인 효과를 위해 치료를 하고 있습니다.

1. 1450nm 레이저, 아큐어레이저

먼저 소개해 드릴 치료법은 피지샘과 여드름균을 타깃으로 하는

14,500나노미터 다이오드 레이저입니다. 이 레이저는 침투 깊이가 피지샘이 있는 깊이와 일치합니다.

따라서 레이저를 쏘이면 피지샘에 영향을 주겠죠. 또 직접 열이 가해져서 피지샘에 살고 있는 여드름균도 죽이게 됩니다. 큰 부작용도 없고 통증도 심하지 않아서 많이 사용되는 치료법입니다.

2. PDT(Photodynamic Therapy)

우리말로 광역동 치료라는 방법으로 이제는 고전적인 관리에 들어가는 것 같습니다.

특정 파장의 빛을 흡수하는 약물을 피부에 바르면 이게 피지샘에 흡수됩니다.

여기에 해당 파장의 빛을 쪼이면 이 약물이 빛에 반응하여 피지샘을 파괴하는 것이죠.

치료 과정은 우선 약을 얼굴에 바르고 암실에서 약 20분 정도 흡수시킨 다음에 광선을 조사하여 치료하게 됩니다. 이때 여러 가지 광선을 이용할 수 있는데 IPL을 가장 많이 이용하고 있습니다. 한 가지 단점은 바르는 약이 빛에 민감하게 반응하는 약물이어서 시술 후 이틀 정도 햇빛 노출을 피한다는 단점이 있었습니다.

3. 골드 PTT

골드 PTT란 이름 그대로 골드, 즉 금을 이용한 치료입니다. 특수 설계된 금 마이크로 입자를 피부에 도포한 후 초음파로 금을 피지선에 흡수시킨 뒤 롱펄스 파장의 레이저를 얼굴에 조사합니다. 이 시술은 바늘이 들어가는 시술이 아니고 이 금 입자를 도포한 후에 롱펄스 파장을 이용한 제네시스 레이저를 시행하는데 이 레이저 자체도 아프지 않고 약간 따뜻해지는 정도로 편하게 받을 수 있어 효과도 좋으면서 요즘 인기가 좋은 시술입니다.

이 골드 PTT는 앞서 설명했던 PDT와 이름이 비슷해서 헷갈리시는 경우가 많습니다. 이 시술은 PDT와 비교해서 외출, 일상생활이 즉시 가능해 치료를 받는 입장에서도 더 편리합니다.

4. 바늘 고주파(Needle RF), 포텐자

고주파 치료는 우리가 흔히 리프팅이나 모공을 치료하기 위한 방법으로 쓰는데 기본적으로 치료 원리는 피지샘 억제와 연관이 있습니다.

치료 원리는 바늘로 찌른 후에 고주파가 나와서 열을 전달하는 방식인데 피지샘 깊이에 맞춰서 피지샘을 직접 파괴하게 됩니다.

장점으로는 여드름 흉터를 예방하고 모공 피붓결, 탄력의 개선 등 미용적인 효과가 크다는 점이지만 치료 시 통증이 꽤 심하다는 단점도 있습니다.

5. IPL

　IPL은 강한 빛을 이용해서 치료하는 기기로, 역시 여드름 치료에 많이 이용하고 있습니다.

　여드름균의 효과적인 블루라이트 파장대와 염증을 감소시킬 수 있는 레드라이트 파장대만 강화하고 그 외 불필요한 파장대는 필터로 걸러내어 부작용을 줄일 수 있습니다.

　특히 염증성 병변이 많고 여드름균이 많이 늘어난 경우, 치료 효과가 탁월합니다.

　그 외에도 레이저, 토닝, 제네시스, 롱펄스 레이저, 혈관 레이저 등 다양한 레이저를 상태와 목적에 따라 사용할 수 있습니다.

　아까 말씀드린 치료 방법들이 여드름 자체에 치료 초점이 맞춰져 있다면, 지금 말씀드린 레이저들은 피부를 재생시켜 흉터를 방지하고 여름 홍반이나 색소침착 같은 여드름 흔적을 개선하는 등의 다양한 미용적인 효과를 위해 선택하는 치료법입니다.

여드름 자국과 여드름 흉터는 다른 말인가요?

여드름 자국과 여드름 흉터는 다른 말입니다.

보통 여드름 자국이라고 하면 여드름이 있던 곳에 발생한 붉은 자국 또는 어두운 자국을 말하는 경우가 많습니다. 붉은 자국을 PIE(Postinflammatory Erythema)라고 부르고 어두운 자국을 PIH(Postinflammatory Hyperpigmentation)라고 부릅니다. 이런 여드름 자국은 붉은 색깔의 문제이지 피부의 함몰을 보이지는 않습니다. 우리가 보통 여드름 흉터라고 부르는 부분은 여드름 염증 때문에 진피층이 녹으면서 사라져 버려서 피부에 함몰이 나타난 것입니다.

그래서 치료 방법도 차이가 있습니다.

여드름 흉터의 경우는 프락셀, 쥬베룩 주입, MTS 등 제대로 흉터 치료라면 여드름 자국은 보통 시너지, 브이빔 같은 혈관 레이저로 붉은빛을 옅어지게 만들거나, 어두운 자국인 경우에는 1064 Nd-yag 레이저를 이용한 토닝을 여러 번 해서 옅어지는 식이라 색소 치료에 가까운 느낌이라고 보시면 됩니다.

여드름 흉터에 흉터연고 바르면 안 되는 이유

여드름 흉터라고 하면 보통 여드름이 났던 부위에 여드름 때문에 피부가 파인 거를 여드름 흉터라고 부릅니다. 그런데 우리가 보통 일컫는 흉터라는 것은 좀 더 광범위한 의미입니다.

색소침착, 튀어나온 비대성 흉터, 켈로이드 흉터, 함몰흉터, 화상흉터, 구축흉터 전부 다 흉터라고 지칭합니다.

보통 흉터연고라고 지칭하는 연고는 주로 실리콘 겔 시트나 양파 추출물 연고를 말하는데요. 이는 대부분 비대성 흉터나 켈로이드 흉터 치료 목적으로 사용됩니다.

즉, 여기서 '흉터'라는 것은 움푹 들어간 여드름 흉터를 말하는 게 아닙니다.

상처가 발생했을 때 진피에 손상이 있어서 '콜라겐이 과다하게 만들어진 상태' 여기에 국한된 의미라고 보시는 게 이해가 편합니다.

여드름 흉터에는 흉터연고 말고 재생연고를 발라주는 것이 맞습니다.

재생연고는 말 그대로 새살이 나게 재생을 도와주는 성분 즉 병풀 성분, 성장인자 EGF, 비타민, 콜라겐 등이 들어 있는 연고를 말합니다.

그리고 흉터를 줄이기 위해서는 흉터가 발생하기 전, 가급적이면 여드름 상태에서 해결해 주는 것이 좋습니다.

여드름에 염증이 발생을 하게 되면 이 염증을 빨리 제거해 주지 않게 되면 염증이 피부 조직을 녹여버리면서 피부 조직이 녹아 없어져 버리기 때문에 피부가 파이고 그래서 여드름 흉터가 생기게 됩니다. 그래서 여드름 날 때 여드름 흉터가 생기지 않게 하는 방법은 항생제나 염증 주사를 이용해 여드름 염증을 최대한 빠른 시간 안에 없애는 겁니다. 그렇게 하면 여드름 염증이 피부를 녹일 시간이 없다 보니까 아무리 여드름이 많이 나더라도 파인 여드름 흉터가 생길 가능성이 줄어듭니다.

1. 흉터연고의 종류

❶ 실리콘 겔 형식

흉터연고에는 먼저 실리콘 계열의 제품이 있습니다.
연고 형태도 있고 붙이는 겔시트 형태도 있습니다.
실리콘 성분이 피부에 얇은 막을 형성해 압박의 효과 및 적절한 수분 환경을 유지해서 흉터 부위를 편평하게 해주는 효과가 있습니다.

실리콘 계열 흉터연고는 더마틱스 울트라, 켈로코트 연고가 있습니다.

❷ 헤파린나트륨 겔 형식

흉터연고의 다른 형태는 헤파린나트륨 겔 형태입니다.
헤파린은 흉터 조직을 느슨하게 하여 수분을 유지시킵니다. 그 외에도 진정 효과가 있는 알란토인, 항염 작용 및 콜라겐 증식을 막는 양파추출물이 들어갑니다.
이런 형태의 연고는 흉터의 붉은색을 흐리게 하고, 피붓결을 부드럽게 해준다고 이해하면 좋습니다.

헤파린나트륨 겔 흉터연고는 대표적으로 콘투락투벡스 겔, 노스카나 연고 등이 있습니다.

2. 재생연고란?

화장품 중에 '시카'라는 단어가 들어가는 제품을 들어보신 적 있으시죠?

재생연고는 기본적으로 'Sicca' 즉 '센텔라 아시아티카'라는 물질이 들어가는 추출물이라고 보면 됩니다.

시카 'Sicca'라는 단어가 'Centela Asiatica'의 줄임말입니다.

센탈라 아시아티카는 병풀 추출물입니다.

대표적인 것이 바로 우리가 잘 아는 '복합 마데카솔 연고'입니다.

마데카솔은 네오마이신황산염과 스테로이드 성분인 히드로코르티손과 배합되어 상처의 회복을 돕고 세균 감염을 억제하는 의약품 연고로 사용됩니다.

병물추출물 제품은 대개는 약리작용을 하는 성분이 없고 페트롤라툼(바셀린), 미네랄 오일 등 자극이 없는 순한 베이스로 이루어져 있어서 민감성 피부에게 적합한 보습제입니다.

피부과에서는 레이저 시술, 필링, 박피, 각종 시술 후 재생이 필요한 피부, 소양감, 따가움 등 피부에 불편한 증상을 느끼는 피부, 여드름 압출 후 자극이 높은 피부, 피부 자극 및 손상에 대한 재생이 필요한 모든 피부 등등에서 광범위하게 사용됩니다.

병물추출물 중에 의약품으로 나오는 것의 대표적인 것은 태극제약

센텔레이즈 연고, 동국제약 마데카솔 연고, 화장품으로 나오는 것은 라로슈포제 시카플라스트밤, 시드물 센텔라 에센셜, 미샤 파데카놀 크림이 있습니다.

여드름 환자에게 필요한 화장품 선택의 기준을 알려주세요

　여드름 피부에 적합한 화장품을 고르기 위해 굳이 어렵게 생각하지 마시고 가장 가벼운 느낌과 묽은 제형을 찾으면 됩니다. 가볍고 묽은 제형이라는 건 결국 수분이 많이 들어 있는 걸 말하는데 묽은 질감을 가진 화장품이 여드름에 적합하다고 볼 수 있습니다. 묽을수록 기름 성분이나 오일이 덜 들어가기 때문에 좀 더 적합하다고 말할 수 있습니다.

　시중에 여드름 및 지성용 피부로 판매되는 제품은 대부분 기름 성분이 적은 제품인데 특히 논 코메도제닉(Non-Comedogenic)이라고 적혀 있다면 매우 적합합니다.
　논 코메도제닉은 여드름을 일으킬 수 있는 오일 성분 여러 가지가 들어 있지 않은 제품이라는 뜻입니다.

물론 이 문구가 들어 있다고 해서 100% 여드름이 안 생긴다는 의미는 아니지만 여드름을 흔하게 일으킬 수 있는 성분이 빠져 있으므로 일단은 신뢰할 수 있습니다.

보통 우리가 과거에 여드름용 세정제를 만들 때 피지를 제거해야 된다는 생각에 너무 집중해서 세정력이 너무 강한 경우가 많았습니다. 세정력이 강하다는 거는 자극적일 수가 있고 자극적이면 피부가 더 붉어지고 기름이 더 사라지면서 보상작용으로 더 많은 피지를 분비하게 되고 각질을 만들어 내는 효과가 있었습니다.

그래서 여드름이 더 악화가 되고 여드름 세정제를 강하게 쓰면 강하게 쓸수록 여드름이 나빠지는 경우가 많았습니다. 근데 이제는 이러한 점이 문제점이라는 것을 많이 인식을 했기 때문에 최근에 나오는 여드름용 클렌저는 약한 세정 성분으로 보통 이루어져 있습니다. 약한 성분의 대표적인 예는 다음과 같습니다. 데실글루코사이드(Decyl Glucoside), 코카미도프로필베타인(Cocamidopropyl Betain), 소듐코코암포아세테이트(Sodium Cocoamphoacetate), 소듐코코일이세치오네이트(Sodium Cocoyl Isethionate), 소듐라우로일사코시네이트(Sodium Lauroyl Sarcosinate) 등등등.

그리고 AHA(속칭으로 '아하')와 BHA('바하')도 여드름 화장품에 도움이 되는 성분입니다.

AHA(아하)에 해당하는 성분에 대표적인 것은 글라이콜릭애씨드
(Glycolic Acid)와 락틱애씨드(Lactic Acid), 시트릭애씨드(구연산) 등입니
다. 일반적으로 사과, 레몬, 딸기, 포도 등과 같은 과일에서 발견되는
과일 산의 산성 성분입니다. AHA 성분은 낮은 농도일 때는 각질 제
거 및 피부 보습에 효과가 있고, 높은 농도일 때는 피부 각질의 박피
효과가 있어서 양면적인 효과가 있는 게 흥미롭습니다.

BHA(바하)는 보통 살리실산을 말합니다. 지용성이기 때문에 여드
름 모공의 넘쳐나는 피지와 각질을 시원하게 제거할 수 있습니다.

피부과에 여드름 치료받으러 가보신 적 있으신가요? 의사가 어떤
시술을 권하던가요? 보통 레이저를 많이 권하지 않습니까? 그런데
조금 더 클래식한 치료를 추구하는 피부과(보통 이런 병원은 관리 프로그램
을 중시하죠)에 가면 심한 염증성 여드름에 살리실산 박피를 권하곤 합
니다. 살리실산을 고농도로 얼굴에 바르는데 몇 번 관리에도 얼굴이
산뜻해지면 붉은빛이 좋아져서 인기 있는 시술입니다. 사실은 잡티
도 좋아지고, 얼굴 주름도 펴집니다(!). 요즘은 잘하는 곳을 찾기가 어
려운데, 트렌드의 변화로 그런 것도 있지만, 약물 수급이 원활하지
않아서 그렇기도 합니다.

그만큼 살리실릭산이 여드름 치료에도 도움이 되고 여드름용 화장
품에도 들어가면 좋은 성분이라고 잘 알려져 있죠. 아주 큰 도움까지
는 아니지만 화장품에서 사용되는 살리실릭산은 치료용 목적보다는

훨씬 낮은 농도로 들어가 있습니다. 살리실릭산이 제대로 각질을 녹이려면 제품의 산도가 ph 3에서 4 정도가 돼야 하는데 대부분의 화장품에 들어가는 살리실릭산은 ph 5에서 7 정도로 만들어집니다. ph 3~4는 피부과에서 관리 목적으로 얼굴에 필링을 하는 제품에서 전문적으로 사용이 되고 잘못 다루면 위험할 수 있기 때문에 피부과 전문의의 관리하에 사용이 돼야 합니다.

또한 티트리 오일이나 아젤라익산 등의 식물성 오일은 항염, 항균에 도움이 되기에 여드름 화장품 등에 자주 사용됩니다.

여드름 자국 해결법

피부는 손상이 생기면 상처를 아물게 하기 위한 메커니즘이 작동됩니다.

그러므로 여드름도 모낭이 생기는 일종의 염증 상처이기 때문에 상처가 아물기 위한 과정이 나타납니다.

이때 혈관들이 이렇게 몰리는 것이 여드름 자국, 여드름 붉은 자국(PIE, Postinflammatory Erythema)인 것이고 우리 몸은 손상이 있는 경우에 염증이 생기면서 이곳을 자외선으로부터 보호하기 위해 멜라닌이라는 우산을 염증 부위에 덮게 됩니다. 의학적으로 이것을 흔히 염증 후 색소침착(PIH, Postinflammatory Hyperpigmentation)이라고 하는데 이것이 바로 여드름 색소침착입니다.

첫 번째, 급성 염증시에 염증 반응을 줄여주는 시도가 필요합니다.

염증이 악화되지 않도록 여드름 패치를 붙이거나 아니면 항생제 연고를 발라주는 행동이 도움이 됩니다. 그리고 그 위에 화장품이나 자외선 차단제를 덧발라 줍니다.

여드름이 터지고 아물고 난 후 검붉어질 때인데 터진 구멍이 메꿔지고 살이 살짝 이렇게 검붉어질 경우에 약한 스테로이드를 단기간 발라주는 것이 염증 후 색소침착으로 이어지는 것을 막을 수 있는 좋은 시도입니다.

두 번째, 제대로 자국이 남았을 때는 레이저 치료가 필요합니다.

여드름 자국은 여드름 붉은 자국과 색소침착이 함께 있기 때문에 시너지 MPX나 브이빔 같은 혈관 레이저와 색소 토닝이 함께 들어가야 합니다. 여드름 붉은 자국의 경우에는 어느 정도 시간이 지난 이후에 원래대로 돌아오는 경우들도 있지만 염증이 심한 경우에는 색소침착으로 이어지게 되므로 혈관 레이저를 통해 붉은색을 치료하게 됩니다. 혈관 레이저는 상처가 큰 경우 비정상적인 혈관 증식을 억제시켜 주는 작용을 하는 초기 흉터 치료의 역할을 해줄 수도 있습니다. 레이저 토닝을 통해서 색소침착을 치료하면 콜라겐 재형성에도 도움을 줄 수 있습니다.

그런데 그보다 중요한 것은 앞에서 말했듯이 여드름 자국이 제대로 남기 전에 제대로 여드름을 치료하는 것이 먼저입니다. 여드름이 곪았을 경우에 염증이 오래가지 않도록 염증을 줄이는 여드름약이나 염증 주사, 스케일링 등 예방적 조치가 실은 더 중요하다는 것을 잊지 마시길 바랍니다.

여드름 환자도 선크림 발라야 하나요?

환자분 중에 외국에 가서 일광욕을 하고 나니 여드름이 좋아졌다고 말씀하시는 분이 계셨습니다. 근거가 있는 이야기일까요?

네! 근거가 있습니다.

햇빛 속에 UVA, 가시광선, 적외선은 여드름의 염증을 감소시킵니다.

하지만 여드름 환자는 선크림을 잘 바르는 것이 좋습니다.
왜냐고요?

첫 번째 이유는 햇빛 속의 UVB는 여드름 염증을 악화시키기 때문입니다.

두 번째 이유는 강한 자외선과 열이 피지 분비를 증가시킵니다.

세 번째는 자외선을 많이 쬐면 각질층이 두꺼워져 모공이 막혀 여드름이 악화가 됩니다.

네 번째는 우리가 쓰는 여드름 치료제에는 레티노이드라고 하는 성분이 들어 있을 때가 많은데(Ex: 디페린겔, 스티바에이), 이 역시 햇볕에 의해서 쉽게 변질됨으로 선크림이 필요할 수가 있습니다.

강한 햇빛은 여드름 뾰루지 자국에 쉽게 색소침착을 남기기도 하죠.

자외선 차단제 즉 선크림은 자외선을 산란시켜 막아주는 물리적 차단제와, 자외선을 흡수함으로 막아주는 화학적 자외선 차단제로 나뉩니다.

전자는 징크 옥사이드, 티타늄옥사이드 등이고, 피부에 막을 형성하여 자외선이 투과되지 못하게 하는 원리입니다.

후자는 자외선을 차단하는 화학적 성분이 피부 속에 흡수되어 자외선과 반응을 일으켜 자외선을 흡수함으로써 자외선 차단의 작용을 하게 됩니다. 신나메이트, 벤조페논, 아보벤존 등이죠.

물리적 자외선 차단제는 접촉성 피부염 같은 부작용이 없고, 차단 효과가 높아 예민한 피부에 사용하기 좋으나, 허약해 보이는 백탁 현상이 있어 사용감이 좋지 않은 단점이 있습니다.

화학적 자외선 차단제는 자외선과 반응하여 화학 반응과 열반응을 일으켜 접촉성 피부염을 일으키고, 여드름과 같은 피부 트러블이 발생하기 쉬운 단점이 있는 반면, 발림성과 사용감이 좋다는 장점이 있습니다.

그럼 여드름 피부에 둘 중에 뭐가 더 좋을까요?

여드름이 많이 생기는 피부라면 물리적 성분의 자외선 차단제를 바르는 것이 도움이 됩니다.
특히 화학적 자외선 차단 성분 중에 에칠헥실메톡시신나메이트와 같은 성분은 여드름을 악화시킬 수 있습니다.

또한 스틱 제형은 모공을 막을 수 있고 스프레이 타입이나 메이크업 제품에 섞인 자외선 차단제는 효과가 떨어지기 때문에 크림이나 로션 타입을 사용할 것을 권합니다.

〈 여드름 환자를 위한 선크림이 가져야 할 여러 가지 덕목들 〉

① SPF30 이상일 것
② Water Based 가벼운 발림감
③ 잘 흡수되고 쉽게 사용 가능할 것

④ 논 코메도제닉(Non-Comedogenic)
⑤ 보습력
⑥ 항산화 성분 포함
⑦ 피지 조절 및 항염 성분 포함

화장품이 원인인 여드름은 어떤 특징이 있을까요?

사춘기를 지난 여성 여드름 환자를 보고 있으면 화장품이 여드름의 원인이 아닐까, 의심되는 경우를 가끔 봅니다.

이런 경우 광대활 아래쪽에서 턱선을 따라 여드름이 많이 생겨 있습니다. 그리고 귀 앞부분, 이마의 머리카락 나는 헤어라인 전면 등 세안을 할 때 충분히 닦아내지 못하는 부위에서 자주 관찰이 됩니다.

이렇게 화장품에 의한 여드름을 '화장품 여드름(Acne-Cosmetica)'이라고 부릅니다.

비교적 균일한 형태의 면포성 병변으로 보이는 경험 많은 전문의는 금방 알아볼 수 있을 정도로 특징적인 모양을 보입니다. 아무래도 화장품을 바르는 병변 부위에 밀집된 형태를 보입니다.

보통 화장품 여드름을 많이 만드는 성분은 다음과 같습니다. 대표적인 성분으로 파라핀, Isopropylmyristate 등의 유화제, 코코넛 오일이나 밍크 오일, 리놀렌 오일, 향유고래 오일, 유지 등의 동식물성 오일 등등.

이런 여드름을 일으키지 않는 제품은 '논 코메도제닉'이라고 부릅니다. 논 코메도제닉(Non-Comedogenic)은 여드름성 면포(모공에 피지가 가득 찬 상태)를 유발하지 않는다는 뜻으로 화장품의 라벨처럼 표기가 되어 있습니다.

'논 코메도제닉' 단어 자체가 '오일-프리' 제품과 헷갈리는 경우가 있습니다. '오일-프리'는 오일 성분이 함유되지 않은 제품이라는 뜻으로 여드름을 안 일으킨다는 뜻과는 다른 의미입니다.

그런데 사실 논 코메도제닉이라는 표기가 그렇게 의학적으로 쓸모가 있는 것이 아닌 것은 아닙니다. 논 코메도제닉 성분으로만 열심히 화장품을 만들더라도, 막상 완성된 화장품은 여드름을 유발할 수 있습니다.

너무 적은 양으로 배합된 성분이 여드름을 일으키기 어렵듯이 성분의 비율에 따라 달라지고 혼합된 각 원료들이 섞였을 때의 화학적 반응을 예측하기 쉽지 않습니다.

그래서 논 코메도제닉 화장품에서도 충분히 여드름이 올라올 수 있습니다.

또한 개인의 감수성에 따라 달라질 수도 있다는 것을 기억해야 합니다. 만약에 아토피 피부염이 심한 사람이 토코페롤의 농도가 높은 화장품을 발랐다면 토코페롤이 피부장벽을 산화시켜 염증이 일어나 그 보상작용으로 피지가 올라올 수 있습니다. 주사피부염 환자에게서는 프라이펜, 글리콜 같은 성분이 자극이 돼서 여드름이 올라올 수도 있습니다. 일괄적으로 해석하기가 매우 어렵습니다.

그래서 화장품 여드름을 진단하기 위해서는 오히려 화장품의 성분보다는 1. 특징적인 위치 2. 면포의 균일한 특징적인 모양 3. 화장품 중단 시 서서히 호전되는 양상 4. 생리주기, 수면 등 외부 환경 영향과 독립적인 양상 5. Pyoderma 등의 농피증 양상을 보이지 않는 것 등의 사항을 의사가 면밀히 체크해 보는 것이 훨씬 중요하다고 생각합니다.

이런 분들에게는 일단 그 의심되는 화장품을 찾아내서 못 쓰게 해야 합니다. 그리고 보통의 여드름 환자와는 다른 설명을 해줍니다.

"얼굴을 자주 씻으세요. 특히 턱 부분을 잘 씻으시고, 이마에서 머리카락 나는 헤어라인 쪽으로 비눗기나 거품기가 없게 잘 닦아주세요. 클렌징폼으로 씻고 나서 약산성 비누로 다시 한번 씻어내세요"

또한 이런 경우 매트한 느낌의 파운데이션을 쓰지 않도록 알려주고 가루 파우더로 메이크업을 하게 하는 것이 도움이 될 때도 있습니다.

여드름에 추천하시는 세안제 형태가 따로 있으신지요?

저희는 보통은 클렌징폼, 밀크, 워터 중에서 선택해서 쓰시라고 하는 편입니다.

제품을 선택할 때 항상 환자의 기호가 중요하다고 보는 편이라 꼭 이것은 안 된다고 하지 않는 게 맞다고 봅니다.

하지만 클렌징 오일은 특별히 적합한 피부 타입이 없기에 클렌징 오일은 가급적 쓰지 마시라고 설득합니다.

클렌징 오일은 모공 입구를 틀어막아서 여드름을 악화시킬 수가 있기 때문에 조심해서 사용하는 것이 맞습니다. 일단 여드름은 청결함이 중요하고 피지가 줄어들어야 좋아질 수가 있기 때문에 아침저녁 두 번 이상 세안을 추천드립니다.

물로만 세안하는 것은 반대합니다. 밤사이에 피지샘에서 노폐물도 많이 나오고 지저분해지기 때문에 물로만 씻어서는 깨끗해지기 어렵습니다.

알칼리성 비누나 얼굴을 긁히게 하는 스크럽 제제 그런 걸 쓰시면 피부장벽이 파괴가 돼서 오히려 여드름 치료에 안 좋은 영향을 미치기 때문에 중성이나 약산성 그런 세안제를 이용하시고 여드름약을 바르는 생활이 좋습니다.

이론적으로 클렌징 워터는 비교적 대부분의 피부 타입에 맞고 손상을 최소화해 주는 것으로 되어 있습니다. 클렌징 워터는 마이셀(Micelle)이라고 해서 지용성 성분하고 수용성 성분이 섞여 있는 세안제입니다. 비교적 자극이 적지만, 적은 양으로 솜을 묻혀서 빡빡 강하게 세안하면 피부에 자극이 될 수 있으니 충분한 양을 솜에 묻혀서 사용하길 추천드립니다.

화장을 지울 때 클렌징 워터를 솜에 묻혀서 가볍게 화장을 한 번 닦아내시고 그다음에 세안을 한 번 더 해주셔야 철저히 세안이 되겠습니다.

유독 턱선, 입가 주변에 나는 여드름의 이유가 따로 있을까요?

일단 화장품이나 외부 요인이 아닐 가능성이 높다는 쪽으로 받아들일 수 있습니다.

턱선 입가 근처에 여드름이 나는 원인은 다음과 같이 생각해 볼 수 있습니다.

1. 피지선이 활성화되는 순서와 상관이 있다

사춘기 때 여드름이 날 때를 잘 떠올려 보세요.

사춘기에는 여드름은 일단 이마에서 나기 시작합니다. 그러나 시간이 지나면 이마에 나던 여드름이 서서히 줄어들고 뺨의 나비존, 코

쪽으로 이동하고 가장 마지막에 입 주변, 턱 주변으로만 여드름이 납니다.

이렇게 사춘기 여드름이 이마에서 시작해서 턱으로 내려오는 이유는 얼굴 피지선이 각 부위마다 활동 시기가 다르기 때문입니다.

즉 이마의 피지선이 가장 먼저 활성화되고요. 그런데 이마의 피지선은 가장 먼저 활성화되지만 가장 먼저 비활성화되기도 합니다. 입 주변, 턱 주변으로만 유독 여드름이 나는 이유는 입 주변, 턱 주변의 피지선이 가장 늦게까지 활발하게 활동하는 부위이기 때문일 수 있습니다.

즉 후기 사춘기의 영향이거나, 성인 여드름의 양상이라고 생각해 볼 수 있습니다.

2. 성호르몬에 대해서 반응도가 좋은 위치라서

생리주기에 따라 턱 여드름이 늘어나는 것을 자주 볼 수 있습니다.

여드름에서는 안드로겐 같은 성호르몬뿐 아니라 스트레스 호르몬도 여드름 발생을 증가시킵니다. 하지만 그렇다면 생리주기나 스트레스 등으로 인한 호르몬이 턱 주변만 지배받는 것은 아닌데.

3. 세안 습관과 해부학적 위치

입 주변 부위는 움직임이 많고 잔주름이 많고 뼈의 돌출이 두드러지지 않은 부위이므로 보통의 세안 방법으로 모공 사이에 화장품들이 다 지워지지 못하고 모공 사이에 남아 있게 되는 경우들이 많습니다.

특히 선블록, BB, CC 파운데이션, 쿠션과 같은 커버력이 있는 화장품들을 사용한 경우가 더욱 그러합니다. 피부 트러블이 생기면 이를 가리기 위해 또 컨실러와 화장품이 더 많이 사용되면서 염증이 악화되는 악순환을 보이게 됩니다.

그리고 입 주변이 움직임이 많아서 색소침착이나 흉터가 잘 생기는 해부학적 위치에 있기 때문에 한번 생긴 염증이 침착이나 흉터로 남으면서 이것이 또 여드름으로 보이게 되는 경우가 있습니다.

가끔 환자분들이 "턱선에 짜지지 않는 흰색 여드름이 많아요"라고 호소하실 때 제대로 찬찬히 살펴보면 흰색의 위축 흉터일 때가 많습니다.

여드름이 생긴 다음에 대부분 파인 흉터가 생긴다고 생각하시는데 이렇게 튀어나오는 작은 흉터가 생기기도 합니다. 화이트헤드처럼 보이기 때문에 오해할 수 있습니다. 아무리 짜려고 해도 짜지지 않으셨을 겁니다. 이런 경우 조직검사를 해보면 진피 상부층에 섬유화 세포들이 굉장히 많은 흉터 조직임을 알 수 있습니다.

여드름과 모낭염의 차이

환자분들이 진료실에서 많이 물어보시는 질문입니다.
"여드름과 모낭염은 어떻게 다른가요?"

여기서 먼저 이야기하고 지나가야 하는 것이 보통 환자분들이 '모낭염'이라고 부르는 단어는 여드름처럼 병원에서 비급여 처리되는 질환이 아닌, 피부염에 따라오는 염증 증상으로 발생하는 뾰루지 전체를 통칭하는 단어 정도의 뉘앙스를 가지고 있다는 점입니다.

그런 점에서 두 질환의 차이에 대해 이야기해 보겠습니다.

1. 피부 트러블이 얼굴 중심부, 즉 미간과 코에 많이 발생한다.
2. 홍반과 혈관 확장이 주로 있고 가려움이 흔하다.
3. 몸에 동시에 난다.

그러면 여드름이 아니라 바로 모낭염입니다.

위에서 말한 증상은 지루성 피부염 등 피부염에서 함께 보일 수 있는 증상이기 때문입니다.

여드름이라고 판단하는 가장 중요한 근거. 즉 이것이 보이면 '여드름이다'라고 할 수 있는 소견은 면포! 좁쌀 여드름 즉 화이트헤드가 있다면 여드름으로 진단됩니다.

즉, 여드름과 모낭염의 감별에서 면포의 유무가 가장 중요하다고 할 수 있습니다.

여드름과 수면

수면의 질이 좋지 않으면 상처 치유 능력이 40%나 떨어진다는 연구 결과가 있었습니다.

의학이 발전하면서 수면의 중요성이 점점 더 강조되는 것 같습니다.

실제로 저희가 진료실에서 느끼는 가장 많은 여드름의 악화 요인은 바로 수면의 부족, 질 저하입니다.

여자분들의 여드름 악화 요인 1위 = 생리주기에 따른 호르몬 변화, 수면의 질

남자분들의 여드름 악화 요인 1위 = 수면의 질(의외로 술, 담배보다도 수면의 질이 1위입니다)

일단 수면장애는 스스로 인지하는 예도 있지만 인지하지 못하는 경우도 참 많습니다.

대표적인 상태인 수면 무호흡증도 스스로 인지하지 못하는 경우가 대부분인데요. 무호흡증이 생겨서 혈중 산소포화도가 떨어지면 뇌는 잠을 깨우게 됩니다.

수면 부족이 만성화되면 혈관이 위축되어서 뇌와 심장에 무리가 갑니다. 이는 심혈관계 질환의 위험을 높입니다. 또 수축된 혈관은 수면 중에 호흡 상태까지 나빠지게 해서 수면의 질을 떨어뜨리고 이 현상이 반복되면 스트레스 호르몬인 코르티솔이 분비됩니다. 아침에 분비되어야 할 각성 호르몬인 코르티솔이 밤에 분비되면 우리 몸은 편하게 휴식을 취하지 못하고 각성 상태가 되는데요. 교감신경이 자극되면 불필요한 에너지가 소모되며 특히 혈관이 직접적인 손상을 받게 됩니다. 이로 인해 당뇨, 고혈압, 고지혈증이 생기게 되는데요.

이런 손상들을 미리 예방하기 위해 수면에 대한 중요성을 말씀드리는 만큼 제대로 된, 건강한 수면을 위해서 꼭 확인해야 할 세 가지가 있습니다.

1. 충분한 수면시간을 가져야 합니다

권고하는 수면시간은 7~9시간인데요. 이 숫자가 나온 근거는 수면의 시간과 여러 질환과의 상관관계를 연구하였을 때 이 구간에서 가장 낮은 발병률을 보이기 때문입니다.

꼭 피부질환이 아니더라도 비만, 당뇨, 심장질환 등 대사질환 역시 수면이 부족할 때 가파르게 위험도가 올라갑니다.

2. 양질의 수면을 취해야 합니다

알코올의 섭취와 카페인은 줄이실수록, 끊으실수록 무조건 도움이 됩니다.

술은 과거부터 밝혀진 사실이 잠에 쉽게 들게 하지만 깊은 잠에 들지 못하고 갑작스레 잠에서 깨도록 합니다. 술은 직접적으로도 여드름 염증을 유발하지만 가장 강한 악화 요인인 수면의 질을 방해함으로써 여드름이나 민감성 피부를 악화시키게 됩니다.

카페인 또한 그렇습니다.

섭취 후 12시간 정도가 지나면 체내 카페인이 많이 빠져나가지만, 일부는 남아서 수면의 질에 영향을 줍니다. 심지어 오후에 마신 커피는 직접적으로 그날 밤 수면에 영향을 미칩니다. 오후에 너무 졸리신 경우에는 약 20분 정도 수면을 취하는 Power Nap이 도움이 될 수 있습니다.

또 수면의 질을 저하하는 요인은 야간의 빛 자극입니다.

취침 최소 3시간 이전에 빛 자극을 중단하지 않으면 멜라토닌의 분비가 급격하게 감소하기 때문에 취침 전 핸드폰 사용은 정말 피하시는 것이 좋습니다. 블루라이트 필터링을 하셨어도 눈 가까이 강한 빛을 쬐어주는 핸드폰은 직접적인 영향을 미칩니다.

특히 한 해 한 해 노화가 일어날수록 야간 빛 자극에 멜라토닌 분비가 뚝 끊기는 현상도 생기게 됩니다.

3. 적절한 시간에 자야 합니다

교대 근무자분들은 좋은 잠을 잘 수가 없습니다. 바로 적절한 시간에 수면을 취하지 못하기 때문입니다. 좋은 잠은 가장 좋은 면역 치료제라고 불립니다.

모든 생명체에는 신체 리듬을 결정하는 신체 시계가 있는데 이 생체 시계는 빛이 타이머 기능을 하며 빛의 변화에 따라서 호르몬 변화를 일으켜서 수면과 각성을 관장합니다.

오래전부터 부모님들께서 자녀를 깨우실 때 커튼부터 활짝 열어주는 것이 가장 중요한 역할을 하는 것이었습니다.

흔히 깊은 잠을 자야 성장 호르몬이 분비된다고 하는데 이 성장 호르몬은 성장뿐만 아니라 물질대사에 관여해 손상된 혈관 벽을 복구하고 근육에 쌓인 피로를 풀며 손상된 뼈를 복구시키기 때문에 모든 사람에게 꼭 필요합니다.

 이처럼 수면 중에 분비되는 호르몬은 적시에, 충분한 양이 분비되어야 합니다.

여드름 피부에서 약산성이 중요한 이유는 뭘까요?

여드름에 대한 연구에서 여드름이 나는 부위에는 피부의 산성도 (ph)가 정상이 아닌 경우가 많다는 보고가 있습니다. 그리고 산성도 (ph)가 정상화될 때 여드름 등의 문제가 함께 좋아진다는 보고가 많습니다.

피부 표면은 ph 5.5 정도의 약산성으로 유지가 되어 있는 것이 정상입니다.

정상적인 약산성일 때, 피부를 해치는 유해균이 침투하기가 어렵습니다.

피부 표면이 5.5 이상으로 ph가 바뀐다고 하면 피부 표면은 어떻게 될까요?

균들이 활발하게 증식을 할 수 있습니다. 이 균들 중에는 여드름균도 포함이 되어 있어 '피부의 ph 밸런스가 깨져 있다'라는 것은 '여드름균이 활발하게 활동하고 있다'라는 것과 같은 의미가 됩니다.

약산성은 지질 형성에 관여하는 효소와 단백 분해 효소에 영향을 주므로 항상성을 유지하게 합니다. 또한 각질 형성 세포의 분화를 촉진시키며 각질층의 보존과 접착력을 증진시킵니다.
알칼리 비누는 피부를 건조하게 하며 피부 탈락을 유발합니다.

즉 약산성이 깨져 있다는 것은 그 부분의 피부장벽이 정상이 아니라고 볼 수 있습니다.
피부장벽이 깨져 있다면 그 부위 피부의 피지 배출 능력도 정상이 아니게 됩니다.

피지가 빠져나가는 통로를 모공이라고 부릅니다. 피지가 피부 속에서 외부로 정상적으로 잘 빠져가려면 모공벽의 피부장벽이 정상이어야 합니다. 모공의 피부장벽이 깨지면 빽빽해지면 피부 표면에 피지가 정체가 됩니다. 그래서 작은 좁쌀 여드름의 양상으로 관찰되는 것입니다.

그렇다면 여드름 외에도 피부장벽이 깨지는 다른 피부질환에서도 이런 경우가 생길 수 있다고 상상할 수 있겠죠?

그래서 노화피부, 아토피 피부염, 여드름, 자극성 접촉 피부염은 건조한 피부질환인데 좁쌀 여드름이 함께 관찰되는 경우가 발생합니다. 물론 그 피부염 자체도 피부 산성도의 증가에 의해 악화되는 대표적인 질환입니다.

'건조·민감'에서 뾰루지가 발생할 때는 피부 산성도의 문제를 꼭 의심해 봐야 합니다.

약산성 피부는 피부장벽 기능의 매우 중요한 요소이므로 과도한 세정제나 비누 사용을 자제해야 합니다. 아토피 피부염, 여드름 등의 환자는 알칼리성 비누보다 약산성의 보습제나 아토피 전용 세정제를 사용하는 것이 좋습니다.
약산성 피부는 외부 미생물의 침입을 막을 뿐만 아니라 피부에 상존하는 정상균을 보호하는 역할을 합니다. 산도의 증가에 의해 항균 작용이 손상을 받은 대표적인 질환은 아토피 피부염과 기저귀 피부염입니다.

일부 유튜브 등에서 피지가 많은 사람은 약알칼리성 세정제를 쓰라고 합니다. 틀린 말은 아니나, 약알칼리성 세정제는 피부가 두껍고 피지가 많은 환자에게 적합합니다. 여드름과 같이 민감성 피부 환자들은 상대적으로 피부가 얇고, 외부 자극에 민감하므로 약산성 제품을 추천합니다.

약산성 제품 사용 시 주의사항은 없나요?

　피부장벽이 얇거나 손상된 피부는 약산성 제품을 바르면 초기에 따가울 수 있습니다. 하지만 멈추지 말고 계속 발라주세요. 시간이 지날수록 피부장벽이 재생되면서 따가움이 줄어들게 됩니다. 간혹 피부장벽이 정상인 사람도 샤워 후에 약산성 제품을 바르면 피부가 따가울 수 있는데, 이는 샤워 중에 피부가 물에 불어 약산성 제품의 피부 흡수도가 갑자기 증가하기 때문입니다. 이럴 때는 로션을 먼저 바르고 약산성 제품을 바르거나, 약산성 제품을 물과 1:1로 혼합하여 바르면 됩니다.

마스크 사용와 뾰루지의 관계

특히 마스크 착용 후 여드름이 많이 생길 수 있습니다.

마스크에 의한 여드름도 일반적인 여드름과 비슷한 원인으로 발생하고 악화됩니다.

마스크 내부의 호흡과 땀으로 인해 마스크 내부의 온도가 상승하고 습해지면 피부장벽이 약해지고 염증이 생기기 쉬운 상태가 됩니다.

또 피부 온도가 1도 올라가면 피지 분비는 10% 증가하게 됩니다. 피지 분비의 증가는 여드름의 원인입니다.

피부 표면 지질의 성분도 변하는데, 스쿠알렌의 함량이 변하여 여드름이 발생하기 쉬운 상태가 됩니다. 마스크에 의한 압력과 자극으로 인해 모낭 입구가 막히게 되면 피지 배출이 잘 안되어 여드름이 더 잘 생기게 됩니다.

피지샘이 눌려 자극을 받으면 부풀어 오르게 되고, 모낭과 피지샘에서 여드름균이 증식하면서 염증이 생겨서 여드름 병변이 쉽게 발생하게 됩니다.

또한 피부장벽이 손상되면 피부 마이크로바이옴의 항상성이 깨지고 불균형을 일으키게 되는데, 이러한 변화가 여드름 악화에 기여하게 됩니다.

마스크로 인한 여드름은 마스크가 주로 가리게 되는 입 주위 O존(O-Zone)에 주로 발생합니다.

마스크 사용 6주 안에 여드름이 생기거나, 기존에 발생한 여드름이 마스크 사용으로 인해 심해지면 마스크에 의한 여드름으로 진단합니다.

여드름은 보통 면포라고 불리는 비염증성 병변과 구진, 결절, 농포 등의 염증성 병변으로 나눌 수 있습니다. 마스크에 의한 여드름은 비염증성 병변으로 나타나지만, 보통 염증성 병변이 나타나는 경우가 많습니다. 마스크 착용으로 인해 여드름의 병력이 있던 사람에게서 여드름이 생기거나 악화되는 경우가 대부분이지만, 여드름이 없던 사람도 마스크 착용 후에 여드름이 생길 수가 있습니다. 마스크 착용으로 인한 여드름은 마스크를 장시간 착용할수록, 그리고 반복 착용할수록 더 악화될 수 있습니다. 가능하다면 마스크를 장시간 연속하여 착용하는 걸 피하고 2~3시간마다 마스크를 벗고 휴식을 취하는 것이 좋습니다.

또한 보건용 마스크보다는 덴탈 마스크가 피지 분비, 피부 온도 상승

등을 덜 유도하기 때문에 여드름의 악화를 최소화하는 데 도움이 됩니다.

또한 보습제를 마스크 착용 전 30분에서 1시간 사이에 도포하는 것도 도움이 됩니다.

그리고 다른 피부질환으로 연고 제형을 바른 상태에서 마스크로 피부가 밀폐가 되어도 여드름과 유사한 모낭염이 생길 수가 있습니다. 다른 피부질환으로 입가에 연고를 바른 상태로 마스크를 오래 끼는 것도 마스크 여드름의 이유가 됩니다.

이럴 때는 다소 보습력이 떨어지더라도 마스크 사용 부위에 로션이나 수성 크림 같은 제형의 보습제를 이용하는 것이 좋습니다. 마스크 사용 전에 발라서 충분히 흡수되고 끈적거리는 느낌이 없도록 하는 것이 좋습니다. 집에 들어오면 땀과 과도한 피지를 씻어낼 수 있도록 미지근한 물로 세안하고, 비누보다는 약산성의 무향, 무자극 클렌저를 사용하는 것이 좋습니다.

곰팡이 여드름이 뭘까요?

말라쎄지아 모낭염(Malassezia Folliculitis, = 피티로스포룸 모낭염(Pityrosporum Folliculitis))은 흔하지는 않지만 외래에서 종종 보게 되는 질환입니다.

주로 목 브이라인이나 등에 늦여름쯤 "등드름이 심하게 올라왔어요", "살짝 가려워요" 하는 호소와 함께 환자분이 찾아오십니다.

이 질환은 등, 가슴뿐 아니라 주로 얼굴, 목, 어깨 같은 부위에도 발생하여 작은 크기(2~4mm)의 붉은색의 모낭성 구진과 농포가 나타납니다.

이 질환의 원인균은 'Malassezia'라는 곰팡이인데, 어루러기, 지루성 피부염의 주인공이기도 합니다. 비듬균과 같은 계열이라고 볼 수 있죠. 증상은 가려움증이 경하게 있거나 무증상이거나 합니다.

이 질환은 비교적 흔한 편입니다. 왜냐하면 말라쎄지아 효모균은 건강한 사람들에게 거의 다 존재하는 상재균이기 때문입니다. 그런데 피부 면역력이 어떤 이유로 그 항상성이 깨지게 되면 곰팡이균이 증식하게 되고 그 결과 곰팡이 여드름이 생깁니다.

많은 환자들이 다른 병원에서 여드름 치료로 쓰이는 항생제나 스테로이드 약물을 사용하다가 호전이 없거나 더 심해져서 내원하는 경우가 많습니다.

또는 정형외과 등에서 경구용 스테로이드를 장기간 사용하고 발생하기도 합니다.
그래서 약물 복용력을 확인하는 것이 중요합니다.

치료는 항진균제입니다. Azole 계열의 항진균 연고를 도포하거나 Itraconazle이나 Fluconazole과 같은 항진균제를 복용하면 됩니다. 치료는 생각보다 오래 걸리며 길게는 6주 정도 치료해야 합니다.

근데 이 곰팡이성 모낭염이 가끔 얼굴을 침범하는 경우에는 여드름과 매우 헷갈립니다.
물론 위치가 조금 다릅니다. 얼굴에는 주로 하악, 뺨, 얼굴의 측면에 발생하여 일반적인 여드름의 위치와 다르다는 것을 알 수 있습니다.

그런데 말라쎄지아 모낭염과 여드름을 쉽게 구별하는 방법이 있습니다. 그것은 바로 우드등 검사입니다.

우드등은 광선(360nm)으로 병변을 비춰서 진단하는 기법입니다. 어둡게 방의 불을 끄고 암실처럼 만들어야 보인다는 특징을 가지고 있으며 피부과 전문의라면 누구나 다룰 줄 아는 피부 진단 기법입니다.

우드등으로 보면 여드름은 오렌지-붉은빛으로 보이지만 말라쎄지아 모낭염은 청색, 백색이 혼재된 빛으로 보입니다.
우드등이 있다면 언제나 쉽게 여드름과 곰팡이 모낭염을 구별할 수 있습니다.

커피 마시기는 여드름에 좋을까요?

커피는 상당히 논란이 있습니다.

저는 나쁘다고 생각하고 있습니다.
일단 커피는 각성효과로 여드름에서 중요한 수면사이클을 방해합니다.

커피의 각성효과는 교감신경계를 자극합니다. 즉 도파민과 노르피에프린의 일시적인 상승을 유도합니다. 즉 우리 몸에 스트레스를 약간 주는 것과 동일한 효과를 주게 됩니다.
그런데 스트레스를 받는다는 환경 그 자체가 결국은 피지 분비를 다시 자극을 해서 피지 분비가 증가돼 나빠질 수밖에 없는 조건이 되는데 이때 만들어지는 여러 가지 다양한 호르몬 중 하나가 바로 스트레스 호르몬인 코르티솔입니다. 커피를 마셔서 스트레스 호르몬인 코르티솔의 지수가 올라가게 되면 스트레스가 되게 높아지는 것과 마찬가지고 실제로 이런 환경들이 반복되다 보면 결국은 밸런스가 무너지는 상황이 됩니다.

스트레스가 높아질수록 여드름이 많이 생기는 것과 커피가 같은 상황을 만들지 않을까 생각하고 있습니다.

그래서 커피를 너무 많은 양을 드시게 되면 오히려 정신은 맑아지고 집중할 수 있는 점은 좋지만 오히려 그게 여드름을 나쁘게 만들 수도 있다는 사실도 함께 기억하셨으면 합니다.

레이저 시술을 받고 피부가 뒤집어지는 것은 무엇 때문인지요

레이저 시술 후에 얼굴에 가려움증을 동반하는 뾰루지가 나는 경우가 흔합니다.
여기에 대해서는 여러 가지 가능성이 있습니다.

첫 번째는 피부장벽 손상으로 생기는 트러블입니다.

이 경우가 가장 흔합니다.
피부장벽이라고 하는 피부의 가장 바깥층을 덮고 있는 가장 중요한 방어선이 있는데 이것은 선천적으로 약할 수도 있고 후천적으로 자극을 주어서 약해질 수도 있습니다.

이런 경우에 피부장벽이 손상받게 되는데 이러면 평소에는 들어오지 못했던 외부 물질들, 예를 들어 알레르기 원인들이나 바이러스들도 손상된 피부장벽을 통해 피부로 들어오게 되고 이러면 피부에 각종 트러블이 생길 수 있습니다.

이런 경우에는 피부장벽 개선을 위해 보습을 강조하고 얼굴에 강한 세안 등의 자극을 주지 않는 쪽으로 안내를 드립니다.

두 번째는 모낭 자극으로 인한 모낭염입니다.

모낭이 자극받아서 생기는 모낭염입니다.

색소 치료를 하는 레이저 토닝도 마찬가지, 제모와 같은 모근을 파괴하는 역할을 하는 레이저도 마찬가지로 이 모낭 부분을 자극할 수가 있고, 이때 모낭염이 이러한 모낭염은 시술 후에 하루에서 이틀 안에 생기고 간질간질하면서 붉은 구진과 함께 농포 같은 것이 생기게 됩니다.

이건 레이저 시술과 같이 모낭을 자극할 수 있는 시술, 예를 들면 제모 레이저 시술에서 생각보다 흔하게 접할 수 있습니다.

치료법은 생각보다 간단합니다. 병원에 가서 항생제를 처방받으면 보통 2~3일 안에 사라지게 됩니다. 자주 이 현상이 생기시는 분들은 약을 미리 처방을 받고 시술 후에 증상이 생기기 전에 복용하는 경우에는 증상이 나타나는 것을 미리 예방할 수 있습니다.

세 번째는 역설적으로 레이저 시술 후 보습을 지나치게 하여 트러블이 생기는 경우입니다.

레이저 시술 후에 당연히 후 처치로 보습을 강조합니다.

그런데 문제는 피지 발달이 많아서 모공이 발달한 사람의 경우 거기에 심지어 민감성 피부로 트러블이 잘 생기는 피부 타입이라면 시술 후 평소에 하지 않던 과도하게 여러 가지 보습제를 사용해서 피부에 자극이 갈 수 있습니다. 특히 피지가 원래 많은 분들의 경우에는 오히려 모공이 막혀서 화이트헤드나 트러블이 생기는 경우가 있습니다.

네 번째는 시술 이후의 2차적인 세균 감염입니다.

특히 바늘이 들어가는 등의 침습적인 시술인 경우 2차적으로 세균 감염이 생겨서 트러블이 생기는 경우가 가끔 있습니다. 시술이 깨끗한 바늘로 되지 못했다던가 아니면 도포하는 장비에 세균 감염이 있는 경우에 얼굴에 바늘이 들어갔던 곳에 모낭염이 생길 수 있습니다.

이런 경우에는 경험적으로 항생제를 도포하거나 복용하게 되면 좋아질 수 있는데 계속 압출만 하는 경우에는 상황이 더 악화될 수 있으니 주의해야 합니다.

여드름 패치 사용법에 대하여

진료실에서 만나는 많은 여드름 환자분들이 뾰루지에 여드름 패치라고 불리는 살색 반창고를 붙이고 내원합니다. 여드름 패치를 떼어 보아야 여드름의 상태를 제대로 확인할 수 있기 때문에 여드름 패치를 제거하고 환자의 상태를 보는 것이 일상입니다.

여드름 패치는 편리하게 병원에 오지 않고 약국에서 구입이 가능합니다.

여드름 패치는 여드름 진정과 여드름 자국 완화라는 두 가지 역할을 합니다.

이 기능이 따로 분리된 패치도 있습니다.

여드름 하나하나에 부착하도록 만들어져 있으며 피부와 거의 비슷한 색상입니다. 가격도 비교적 저렴하며 사용이 간편합니다.

여드름 패치 성분

여드름 패치에 흔히 들어 있는 성분은 살리실산과 티트리 오일 등으로, 역시 여드름에 염증을 줄여주고 니아시나마이드와 미백 성분은 여드름이 생긴 후 나타나는 색소침착을 줄여주는 효과를 보입니다.

분명히 염증성 여드름이 있는 부위에 붙여주시면 약간의 치료 효과를 나타내서 실제로 좀 완화될 수가 있습니다. 여드름 자국에도 어느 정도 도움이 될 것으로 생각됩니다.

여드름 패치는 보통 하이드로콜로이드, 즉 우리가 상처에 사용하는 듀오덤과 같은 피복재를 가지고 있습니다. 이걸 일단 붙여두시면 상처에 습윤한 환경을 제공해서 딱지를 만들지 않고 상처가 빨리 아물게 하는 그런 완화 효과가 있습니다.
특히 이거는 여드름을 압출한 후에 붙여두시면 상처가 빨리 아물고 염증도 없이 상처를 치유하게 해주는 효과가 있는데요.

하지만 여드름을 스스로 손으로 짜고 여드름 패치를 붙인다면 손으로 상처에 들어간 세균이 하이드로콜로이드의 삼출물을 배지로 해서 더 번창해서 세균 감염이 악화될 수 있습니다.

그래서 제대로 사용하려면 마찬가지로 비누 세안을 하신 후에 얼굴을 완전히 말려야 됩니다.

그리고 스킨, 로션이라든지 그런 기초 화장품을 하기 전에 완전히 건조한 피부에 붙여야 합니다. 만약에 젖어 있는 피부에 붙이면 이게 움직여서 제대로 효과를 나타내지 못할 수가 있고요.

만약에 농포가 있을 때는 그냥 붙이면 안 되고 압출을 한 후에 붙여주는 것이 바람직합니다.

한번 붙인다면 한 8시간에서 12시간 후에 제거를 해야 합니다. 수일 이상 여드름 패치를 붙이고 오래 방치하면 티트리 오일과 살리실산이 변질되어 오히려 트러블을 일으키는 접촉성 피부염의 원인이 될 수 있습니다. 갈아주지 않고 수일 이상 오래 붙여서는 안 됩니다.

여드름 패치의 반투명한 색깔이 하얗게 되면 이미 여드름의 염증 성분이 흡수가 된 것이기에 그 부분은 떼어내고 새로운 걸로 갈아 붙이시면 됩니다.

그래서 이런 여드름 완화 패치를 붙여주면 뭐가 나면 자꾸 손을 대서 오히려 악화시키는 분들이 있는데 일단 붙여놓으면 직접 손을 대지 않아서 그걸 막아서 여드름이 좋아질 수 있습니다.

매일 부지런히 갈아 붙여준다고 하면 큰 문제가 되지 않을 것으로 생각되지만 혹시나 여드름 패치 사용 후에 여드름이 악화되는 듯한 느낌을 받는다면 가까운 피부과 전문의 의원을 찾는 게 좋을 것 같습니다.

여드름 환자에게 좋은 성분
- 오메가3 지방산

지방산은 크게 두 가지로 나뉘는데 상온에서 굳은 기름 상태로 있는 포화 지방산과 상온 상태에서 액체 기름의 형태로 존재하는 불포화 지방산으로 나뉘어집니다.

이해를 돕기 위해 예를 들자면, 소기름, 돼지기름, 버터같이 우리가 일상생활 즉 상온에서 굳은 기름으로 많이 보는 것이 포화 지방산이라고 이해를 하면 됩니다. 그럼 불포화 지방산은??? 액체 기름 즉 콩기름, 참기름 등입니다.

불포화 지방산에는 세 가지 중요한 물질이 있는데 오메가3 지방산, 오메가6 지방산, 오메가9 지방산입니다.

오메가3 지방산의 대표 주자는 EPA(Eicosapentaenoic Acid), DHA(Docosahexanoic Acid), 알파 리놀렌산입니다. 생선 기름이나 들기름 아마씨유 호두 등에 많이 포함되어 있습니다.

오메가6 지방산은 육식으로 섭취하는 기름으로 상상하시면 되고 대표적으로 리놀산이 있습니다. 옥수수유, 콩기름, 참기름, 해바라기씨유 등이 있습니다. 마지막 오메가9 지방산은 올레산이 대표적이고 올리브유나 아보카도 등에 많이 포함되어 있습니다.

보통 오메가3 지방산은 항염증, 항혈전 효과로 건강기능식품으로 인기가 좋습니다.

오메가3 지방산은 EPA나 DHA가 되어 염증을 억제합니다. 오메가6 지방산은 아라키돈산이 되어 염증을 촉진합니다. 세포막의 주성분은 인지질이며 EPA, DHA와 아라키돈산은 인지질로 세포막의 구성에 도움을 줍니다. EPA와 DHA를 많이 섭취하면 세포막에 들어 있던 아라키돈산은 상대적으로 자리를 빼앗겨 없어지게 됩니다. 세포막에서 EPA, DHA과 아라키돈산은 경쟁하는 관계입니다. 단순히 생각하면 EPA와 DHA가 몸에 좋다고 생각할 수가 있고 그에 대항하는 아라키돈산은 나쁘다고 생각할 수 있지만 사실 아라키돈산도 꼭 섭취해야 하는 기름입니다.

그런데 보통 현대인의 식생활에서 특별히 신경 쓰지 않더라도 육지 기름 즉 아라키돈산은 충분히 많이 섭취하기 때문에 양쪽의 균형이 무너진 상태입니다. 그래서 포커스를 대부분 오메가3 지방산에 둡니다.

DHA는 과거 동원참치캔의 CF에서 강조가 되어 건강에 문외한인 사람들도 이름을 아는 물질입니다. 두뇌를 위한 영양소이고, DHA가 부족하면 학습 장애, 집중력 장애, 우울증 등이 잘 나타납니다. DHA는 신경 전달 물질이 뇌에서 작용하는 것을 적절하게 조절해 주기 때문입니다.

그래서 의사들은 염증을 줄이기 위해서는 오메가6 지방산을 되도록 피하라고 하고 오메가3 지방산을 먹기를 권하는 것이 보통입니다. 다시 말하자면 오메가3 지방산을 섭취하려고 노력하면 몸에 염증이 억제되는 반면 오메가6 지방산을 과다섭취 하면 동맥경화나 음식 알레르기 등을 일으키게 됩니다. 아라키돈산으로 전환되는 오메가6 지방산은 주변에 넘쳐나는데 튀김이나 과자나 빵 등에도 많이 쓰입니다. 원재료명에 식물성 유지라고 표시되어 있으면 거의 오메가6 지방산의 기름이라고 보아도 됩니다.

오메가3 지방산이 부족하면 피부에도 가려움증, 피부 갈라짐, 과각화, 모낭염, 여드름, 원형탈모, 지루성 피부염, 햇빛 알레르기, 모공각화증 등이 악화됩니다. 과거에 아마씨 오일을 6개월~1년 동안 장기간 섭취하도록 해서 난치성 피부질환을 치료했다는 사례를 들어본적이 있습니다.

　오메가3 지방산은 등 푸른 생선이라고 말하는 고등어, 참치, 청어, 멸치 등에 많이 들어 있습니다. 오메가3 지방산으로서 EPA, DHA로 전환되는 알파 리놀렌산은 들깨, 아마씨 등에 많이 들어 있으며 필수 지방산이라 반드시 보충을 해줘야 됩니다.

　오메가3 지방산은 피부질환에서는 여드름 분야에서 중요하게 생각되어집니다. 오메가3는 염증 유발을 하는 사이토카인의 생선을 억제하고 각질 형성 세포의 증식, 피지 생산을 촉진시키는 인슐린유사 수용체를 감소시키는 효과가 있습니다. 이를 종합해 보면 면포성 여드름보다는 염증성 여드름에서 더 의미가 클 것으로 생각됩니다.

　피부과에서 심한 여드름에서 피지 억제제 이소트레티노인을 약으로 쓸 때가 많은데 이 약을 장기 복용 했을 때 혈액 내 중성지방이 상승하는 경우가 있습니다. 과거 연구에서 이소트레티노인을 복용하는 사람에게 오메가3 지방산을 함께 투여하니 중성지방 수치가 오르는 부작용이 적었다는 보고도 있습니다.

　그래서 더더욱 여드름 환자가 자주 생선류 섭취를 즐기고 마른 멸치 등을 간식으로 먹는 것은 치료에 도움이 된다고 알려드립니다.

　그리고 오메가6 지방산이라고 다 나쁜 것은 아닙니다. 그중에서도 항염증 효과를 나타내는 것이 있습니다. 대표적인 것이 다음 장에서 말씀드릴 달맞이꽃종자유 즉 감마리놀렌산입니다. 염증성 사이토카인을 억제하고 인슐린 저항성을 개선합니다. 오메가6 지방산이 만드는 염증 그 자체는 나쁜 게 아닙니다. 염증은 우리 몸에 침입자가 들어왔을 때, 손상된 세포를 수복할 때 꼭 있어야 하는 기능입니다. 다만 중요한 것은 밸런스라고 생각합니다. 그러나 오메가3 지방산과 오메가6 지방산의 밸런스가 깨졌을 때는 불필요한 염증이 지속됩니다.

피부가 예민할 때
도움되는 한 가지
- 달맞이꽃종자유, 에보프림

에보프림은 바로 달맞이꽃종자유(Evening Primrose Oil)라고 불리는 감마리놀렌산(GLA, Gamma-Linolenic Acid)으로 만들어진 약입니다. 에보프림은 아토피 피부염에서 주로 사용되고 의료보험이 적용되는 약입니다.

감마리놀렌산이 아토피 피부염의 치료제로 쓰이게 된 이유는 다음과 같습니다.

아토피 피부염 환자들과 정상인과의 혈액검사를 분석해 본 결과 통계적으로 아토피 피부염 환자의 혈중 필수 지방산의 농도가 저하되어 있다는 것이 관찰되었습니다. 저하된 필수 지방산 중 대표적인 것이 바로 감마리놀렌산입니다. 이러한 사실에 근거하여 아토피 피부염 환자에게 감마리놀렌산을 공급해 주면 증상의 호전이 이루어지지 않을까, 하는 추측을 하게 되었습니다.

그리고 실제 감마리놀렌산을 복용한 사람들과 그렇지 않은 사람들을 비교해 보니 감마리놀렌산을 복용한 환자군에서 증상의 감소가 이루어지는 것이 관찰되었습니다. 증상의 감소는 정확하게 소양증의 감소, 염증의 개선, 건조함의 호전 등을 뜻합니다.

달맞이꽃종자유, 에보프림은 아토피에만 치료제로 사용되는 것이 아닙니다. 아토피 외의 다양한 피부질환에 효과가 있습니다. 만성 습진 질환, 여드름에 따른 홍조와 건조증, 물사마귀에도 효과가 있습니다.

여드름 치료를 하다 보면 이소티논, 로아큐탄 같은 비티민A 유도체, 피지 억제제를 복용하게 될 때가 있습니다. 그런 피지 억제제를 복용할 때 꼭 발생하는 부작용이 피부가 건조해지는 증상입니다.

특히 입술이 많이 건조해져서 트는 경우가 많은데 이때 여드름약과 에보프림을 함께 복용하였더니 입술 건조함도 나아진다는 보고가 있습니다.

더욱이 에보프림 자체가 여드름에 치료 효과가 있습니다. 특히 결절형 여드름과 블랙헤드에서 도움이 되고, 여드름 붉은 자국에도 회복의 스피드를 올려주는 효과가 있다는 것입니다.

에보프림에는 항염 효과도 있고 피부장벽 회복을 위한 세라마이드 등 필수 지방산 생산을 증가시키는 효과도 있어서, 피부장벽 개선에 효과가 있는 것으로 생각됩니다. 여드름에서 피부 예민함과 건조함이 동반되는 경우에는 고려해 볼 만한 치료제입니다. 단점은 효과가 드라마틱하게 빠르게 나타나지 않아 효과를 보려면 꽤 긴 시간 복용을 해야 한다는 것입니다.

그러나 거의 부작용이 없고 기저질환이 있더라도 안전하게 사용할 수 있다는 점이 장점입니다.

민감성 피부에서 뾰루지가 났을 때 여드름 연고 사용해도 되나요?

의사와 상담 후에 사용하길 추천드립니다.

그 이유는 여드름 연고는 수분을 소실시키는 알코올 성분이나 레티노이드 성분이 들어간 것이 많기 때문입니다. 민감성 피부는 안 그래도 피부장벽이 약해져 있는데, 수분 소실을 일으키는 연고를 사용할 시에는 더욱 자극을 받아 장벽이 약해질 가능성이 높습니다. 그러면 홍반이나 가려움증 피부염 증상이 발생할 수 있습니다.

저희는 환자분이 민감성 피부인 경우에 뾰루지가 나서 부득이하게 여드름 연고를 처방해야 할 경우에는 나딕사크림(Nadifloxacin)을 선호하는 편입니다.

나딕사연고의 장점에 대해 말씀드리겠습니다.

1. 자극감이 없어 순하다

나딕사는 여드름 연고 중에서 참 순한 연고라는 것입니다.

일단 다른 여드름 연고와 달리 따가운 자극감이 없습니다.

흔히 사용되는 국소 제재 중 레티노이드는 항염증 작용, 면포 용해 작용, 면포의 형성 억제 기능이 있어 효과적인 치료제이기는 하지만, 레티노이드 피부염이라고도 불리는 심한 피부 자극을 유발할 가능성도 있습니다.

이러한 불편감은 환자의 순응도를 떨어뜨리는 중요한 원인이 되며, 민감성 피부 또는 동반된 다른 피부질환으로 피부장벽 기능이 손상된 환자에게는 특히 세심한 주의가 필요합니다.

나딕사크림은 피부를 예민하게 만들 일이 없기에 민감한 피부에서도 안심하고 사용할 수 있습니다.

특히 아토피 피부염같이 건조·민감한 타입의 피부나 지루성 피부염, 속 당김 등의 증상을 호소하는 환자분에게 사용하기 안성맞춤입니다.

2. 내성이 거의 없다

3. 효과 역시 뛰어나다

4. 손으로 뜯은 흉터가 있는 환자에게 사용하기 적합하다

가끔 여드름을 직접 짜거나 손으로 뜯어서 흉터처럼 변해버린 여드름을 종종 봅니다.

이런 경우 염증 반응이 강하고 길어질수록 흉터는 위축성 또는 비후성으로 악화되기 마련입니다.

이런 상처처럼 바뀐 여드름에서 비타민A 연고는 상처를 따갑게 만들고, 상처 회복에 방해가 되는 경우도 있습니다. 나딕사크림은 염증의 강도와 기간을 단축하여 흉터 가능성을 낮추어 줍니다.

5. 피부장벽을 회복시켜 준다

최근에 연구된 논문을 보면 나딕사크림은 피부 수화도에 긍정적인 작용을 합니다.

피부장벽이 깨졌을 때 얼굴이 달아오르며 피부가 바짝바짝 마르는 듯한 증세를 호전시키는 것으로 알려져 있습니다.

주사피부염과 여드름의 차이

주사피부염은 안면부에 홍조 증상이 주된 증상입니다. 모세혈관이 확장되는 것이 관찰되며 구진, 농포, 심할 경우에 피부가 울퉁불퉁해지는 결체조직의 증식이나 눈의 증상을 동반하는 피부질환입니다.

여드름과 비슷해 보이지만 다른 질환입니다.

여드름은 구진, 농포를 보일 수 있다는 것은 비슷하나 면포, 즉 블랙헤드, 화이트헤드라고 보통 이야기되는 병변을 보입니다. 주사피부염에서는 면포를 보이지 않습니다.

주사피부염은 안면부의 홍조에서부터 증상이 시작이 됩니다.

그래서 피부에 전체적으로 붉은빛이 마스크 모양으로 넓게 퍼져 있습니다.

붉어진 피부 바탕 위에 구진, 농포가 함께 있는 것이 일반적인 주사피부염의 특징입니다.

주사피부염은 여드름과 달리 환자들은 얼굴에 홍도와 함께 열감이 주로 나타납니다.

실제로 얼굴을 만져보면 뜨끈뜨끈한 미열감이 느껴지기도 합니다.

여드름은 염증 후에 색소침착이 남기도 하죠. 하지만 혈관 확장은 보통 나타나지 않습니다.

반면 주사피부염은 모세혈관의 확장을, 얼기설기 그물 모양으로 확장된 혈관을 외관상 관찰할 수도 있습니다.

주사피부염은 피부 증상 외에도 안과적인 질환, 눈이 충혈되고 열감이 있고 눈 주변이 가렵고 이런 안과 질환이 동반될 수 있습니다.

여드름처럼 피부에 뭔가 자꾸 올라오는데 간혹 이게 눈이 뜨겁고 피곤하고 충혈이 잘 되고 이래요. 그리고 여드름은 보통 사춘기에 시작되는 것에 비해 주사피부염은 20~30대에 발생하는 편입니다.

그리고 제일 중요한 것은 모든 피부질환도 그러하긴 하지만 주사피부염은 조금 더 전신적인 질환의 관점에서 꼭 치료를 해야 됩니다. 피부와 장과 마음이 연결되어 있다는 'Skin-Gut-Brain Axis'를 보여주는 대표적인 질환입니다.

신경정신과적인 증상(불면, 감각 예민)과 위장관계 증상(소화 불량, 과민성 위염, 과민성 대장증후군) 등과 동반되는 경우가 많은 질환입니다.

여드름 흉터 치료에 어떤 것들이 있을까요?

환자분들이 평가하는 흉터의 심한 기준은 보기에 크고 깊으며, 개수가 많으냐 적으냐로 판단하는 것이 대부분입니다. 하지만 직접 치료를 하는 입장에서는 치료적인 결과에 관점을 두게 된다면, 심해 보이는 경우도 치료에 좋은 결과를, 때론 드라마틱한 결과를 나타내며, 심해 보이지 않는 흉터라 할지라도, 치료자 입장에서는 반응이 떨어지는 흉터로 예측되는 경우가 있습니다.

그럼 여드름 흉터를 치료하면 얼마나 좋아질 수 있을까요?
흉터의 종류에 따라서 그 결과가 좀 다릅니다.

여드름 흉터는 종류가 다양한데 대표적으로 폭이 좁고 날카로운 송곳으로 구멍을 뚫은 뾰족한 모양이 특징인 송곳형 흉터, 그리고 박스처럼 네모난 형태로 보이는 박스형 흉터, 흉터가 눌린 것처럼 원형을 띠는 둥근 모양 흉터가 있습니다.

1. Rolling Scar(함몰흉터)

완만하고 넓게 파인 흉터로 볼의 가장자리나 턱 라인 쪽에 많이 나타납니다.

흉터 중 치료 효과가 빠르고 상대적으로 치료하기 쉬운 편입니다.

2. Boxcar Scar(박스카 흉터)

직각으로 파인 흉터로 피부 조직을 계속 손상시켜 발생하는 케이스이며 주로 광대뼈 주변과 뺨에 나타납니다.

3. Icepick Scar(송곳형 흉터)

깊게 파인 가장 흔한 모양의 여드름 흉터로 사이즈가 크지 않으면 주로 이마, 미간, 볼 쪽에 나타납니다.

흉터에 따라서 치료 결과가 다릅니다. 치료를 하는 시간으로 보면 함몰흉터가 가장 효과가 빠릅니다. 가장 효과가 느린 것은 아이스픽 스카박스 형태로, 이러한 흉터는 기본적으로 모공에서 이런 흉터가 발생하기 때문에 그 흉터의 깊이가 모공의 깊이만큼이나 깊습니다. 모공 치료를 할 때 모공을 없앨 수는 없고 어느 정도 모공을 좁히는 게 목적이듯이 이러한 모공성 흉터는 없애기는 힘들고 어느 정도 흉터가 좋아지는 것에 만족해야 합니다. 좋아지는 정도를 수치로 말하기는 좀 애매하지만 송곳형 흉터의 경우는 대부분 한 50% 정도 좋아지는 것을 목표로 해야 하지 않나 생각합니다.

물론 꼭 없애야 한다면 방법이 없는 것은 아닙니다. 펀치 절제술(Punch Excision)이라는 기술이 있습니다. 송곳형 흉터 중에 사이즈가 크고 두드러지게 구멍이 뚫린 듯이 보이는 경우에는 펀치라는 둥근 피부 절제용 칼을 이용해서 절제해 내고 봉합하는 시술을 할 수 있습니다.

그러면 일단 없어질 수 있습니다. 단 봉합한 자국이 미세하게 남을 수 있고, 봉합 직후에는 흉터 부위가 잠시 튀어나온 듯한 느낌으로 바뀐 다음에 천천히 편평해지기 때문에 과정이 복잡하고 손이 많이 가는 치료라고 할 수 있습니다.

그럼 다른 형태의 흉터는 얼마나 좋아질 수 있을까요?
치료를 계속 반복함에 따라서 최대 80~90%까지도 좋아질 수 있습니다.

왜 100%라고 표현하지 않을까요?

피부 표면의 높이를 일정하게 맞추는 것은 신호를 반복한다면 100%까지 올라오는 경우도 있습니다. 하지만 흉터 부위의 피부 질감과 색감은 정상 피부와는 좀 차이가 있기 때문에 표면이 평평하게 맞춰진다고 하더라도 주변 피부와는 색감이나 질감에서 차이가 날 수 있습니다.

따라서 치료 효과를 100%라고 말하기는 어렵습니다.

그러니깐 현실적으로 표현해 본 수치라고 할까요?

개별 흉터 한 개를 봤을 때는 100% 회복도 가능할 듯싶습니다. 하지만 얼굴 전체를 봤을 때 우리가 일반적이고 현실적으로 가능한 치료 횟수로 치료 결과를 예상해 본다면 한 80% 이상이 되는 것으로 보는 것이 맞겠습니다. 매우 현실적인 이야기입니다.

이 외에도 흉터 치료 결과에 영향을 미치는 것은 피부의 두께, 탄력입니다.

일반적으로 피부가 얇고 흰 분들이 치료 효과가 빠른 편입니다.

피부가 두껍고 질긴 감의 환자분들은 상대적으로 효과가 느리다고 볼 수 있는데 탄력섬유가 피부 아래에서 흉터를 고정시키는 밴드 역할을 할 수 있음을 생각하면 당연할 것 같습니다.

같은 효과를 내기 위해서 필요한 치료 횟수는 개인차가 있을 수밖에 없을 것 같습니다.

또한 송곳형 흉터의 경우 해당 흉터에 모공이 있다면 피지 분비가 왕성할수록 효과가 떨어지는 편이며, 흉터의 위치에 따라서도 치료 반응이 다릅니다. 볼-관자-이마-미간-코 순서로 반응이 떨어집니다. 아무래도 피부 두께와 연관이 있는 것으로 생각되고 움직임이 많은 입가 쪽에도 치료 반응이 떨어지는 편입니다.

1. 서브 시전(진피 절제술)

　함몰흉터는 보통 바닥을 보시면 흉터 아래 진피 내에 섬유밴드가 흉터를 아래 방향으로 잡아당기고 있습니다. 이런 섬유 조직을 하나하나 제거해 주지 않으면 피부가 차오르는 능력이 제한적일 수밖에 없습니다. 진피 절세술, 즉 서브 시전은 특수한 바늘을 이용해서 피부 위에는 최소한의 손상만 남기고 진피 아래를 끊어주는 것입니다.

　손으로 직접 바늘을 이용해서 시술을 하기도 하고 피부 속에 강한 압력의 공기를 밀어 넣는 장비를 이용하기도 합니다. 시술하는 의사에 따라 선호하는 방식이 다릅니다. 기계를 이용하면 시술이 편하고 좀 빠른 장점은 있지만 아무래도 원하는 깊이의 원하는 모양으로 정교하게 시술할 때는 손으로 바늘을 직접 이용해서 하는 것이 유리하다고 생각합니다.
　그런데 서브 시전을 열심히 해도 치료 후 수일 내 위아래의 분리된 진피는 다시 붙어버리게 될 수 있습니다. 그래서 이 공간에 일부러 출혈을 만들어서 즉, 혈종(Hematoma)을 이용해 공간을 떨어뜨린다든지 흉터 필러 또는 PLA 등의 물질을 주입하여 진피가 서로 떨어지게 만들어 줍니다.

2. 도트필 또는 CROSS 시술

TCA(Tricholoacetic Acid)는 피부 진피의 섬유아세포를 자극하여 진피의 구성 성분인 콜라젠 섬유와 엘라스틴 섬유의 생성을 촉진하는 물질입니다.

크로스-CROSS요법(Chemical Reconstruction of Skin Scars Method, 화학적 흉터 복원술) 또는 도트필이라고 불리는 기술은 가느다란 주삿바늘(31G, 33G 등)을 부착한 주사기에 50~100% TCA를 소량 넣어 흉터와 넓은 모공에 찔러 넣어 시술하는 방법인 시린지 테크닉(Syringe Technique)을 말합니다. TCA는 기본적으로 10~100%까지 사용할 수 있습니다.

농도가 높아질수록 치료 후 콜라겐, 엘라스틴의 합성은 더 증가합니다. 하지만 농도가 높아질수록 치료 부위의 홍반이 지속되는 시간이 길어집니다. 최소한 70% 이상의 농도는 사용해야 유의미한 효과를 볼 수 있습니다.

치료 간격은 한 달 간격으로 최소 3회 이상 치료받는 게 좋습니다. 피지선이 발달한 넓은 모공의 경우에는 간격을 좁히는 것이 유리합니다. 치료 부위는 많이 붉어지고 시술한 곳에 붉은 자국이 오래 갈 수 있습니다. 이 붉은 기는 시간이 지나면 저절로 없어집니다. 파인 흉터는 멀리서는 잘 안 보이지만, 이 붉은 기는 멀리서도 눈에 띄기 때문에 이 붉은 기로 인해 흉터가 더 넓어지고 심해졌다고 일시적으로 호소할 수 있는 단점이 있습니다.

3. 레이저 박피술

앞서 소개한 도트필이 화학적 박피술이라면 레이저 숄더링이라고 부르는 기술은 물리적 박피술이라고 할 수 있습니다.

CO_2 레이저나 어븀야그 레이저같이 레이저를 사용해서 피부를 깎아줌으로써 흉터의 각진 경계 부위나 상대적으로 도출된 부위를 다듬어서 피부 표면을 평평하게 만들어 주는 치료입니다.

예전에는 얼굴 전체를 깎아주는 치료도 했었지만, 이런 경우 회복 기간도 길고 부작용이 커지기 때문에 요즘에는 개별 평평하다 부분적으로만 사용하는 경우가 대부분입니다.

다만 이 치료 후에 붉은 자국이 오래 갈 수 있기 때문에 붉어지는 치료가 어려운 경우에는 다른 치료로 대체해서 하거나 꼭 필요한 흉터에만 부분적으로 사용하기도 합니다.

4. 피코 프락셀

피코세컨드 레이저를 이용해서 피부를 재생시키는 방법입니다.

피코 레이저란 피부과에서 사용하는 레이저 중에 가장 짧은 펄스폭을 가지는 레이저로 세포 치료나 문신 치료, 흉터, 모공, 탄력 등에 골고루 이용하는 레이저입니다.

피코 레이저의 프렉셔널 모드를 흉터 치료에 이용할 수 있습니다.

레이저 빔이 이렇게 나뉘어서 피부 속으로 들어가서 미세한 공간들을 만들어 내고 이 공간들로부터 피부 재생을 유도하는 치료법입니다.

기존에 많이 하는 프락셀 레이저에 비해서 피부의 손상을 많이 줄여주면서도 피부 재생 효과를 줄 수 있어서 치료 시에 통증이나 부작용을 줄이고 치료 후에도 회복 기간이 짧아서 일상생활에 지장이 적어진 치료 방법이라 할 수 있겠습니다.

5. 바늘 고주파(Needle RF)

바늘 고주파는 프랙셔널 레이저와 그 원리는 비슷합니다. 다만 레이저가 아니라 고주파 열 에너지를 이용하는데 여러 개의 미세한 바늘을 동시에 피부 속으로 흡입해서 그 바늘에서 고주파가 나와서 피부의 열 손상을 줘서 피부 재생을 유도하는 장기입니다.

흉터 치료에도 사용할 수 있지만 피지 감소, 탄력 치료에도 이용할 수가 있습니다.

6. 흉터 필러 주입, PLA 주입

　최근 들어서 피부 조직을 재생시키는 여러 가지 주사들이 많이 사용되고 있습니다.

　이러한 주사를 넣게 되면 피부 조직을 재생시켜서 빈 공간을 채워주고 자기 산을 채워 올리는 목적으로 다양한 성분들이 이용되는데 PDRN, PLA 등의 재생 촉진 주사를 이용하게 됩니다.

　혈소판 풍부 혈관이라고 하는 자가혈 재생 주사를 이용할 수도 있겠습니다.

　이러한 주사는 꺼진 흉터 부위의 피부를 잘 재생시켜 흉터를 채워 올릴 수 있습니다.

7. 펀치 절제술

　펀치 절제술은 비교적 큰 송곳형 흉터에 주로 사용하는데, 다른 치료법으로는 효과를 보기가 어려운 경우에 의료용 펀치를 이용해서 흉터 전체를 제거하고 얇은 특수사나 더마본드를 이용해서 봉합해 줍니다. 넓은 모공성 흉터를 완전히 제거할 수 있는 방법이긴 하지만 얼굴 전체를 사용하기에는 무리가 있고 봉합에 의한 미세한 흉터가 남을 수가 있습니다.

8. 흉터 억제 주사

주로 튀어나온 흉터나 켈로이드 흉터와 같이 딱딱하고 튀어나온 흉터에 사용하게 되는데요.

흉터 조직의 증식을 억제하는 약물을 흉터 부위에 주입하는 치료방법입니다. 트리암시놀론이라는 스테로이드 성분이나 5-FU 같은 항암제 성분이 사용됩니다. 1, 2주 간격으로 반복해서 치료하면 딱딱하게 섬유화된 흉터 조직이 부드럽게 풀리면서 흉터의 높이가 낮아지고 평평해지는 효과를 기대할 수 있습니다.

9. 냉동치료

병변의 크기가 너무 크다든지 주사를 맞추기 용이하지 않은 위치에 있을 때는 결국은 물리적 제거를 고려하게 되는데 보통 여기서 수술적 제거(흉터 제거술, 재건술)를 많이 생각하게 됩니다. 근데 켈로이드 수술을 흔하게 피부과에서 하지 않는 이유는 켈로이드를 수술적 방법으로 제거한다고 해도 그 위치에 다시 재발하는 경우가 거의 대다수입니다.

켈로이드 흉터 안에는 어떤 혈관 증식과 연관되어 있는 어떤 염증반응이 남아 있다고 보는데 이것을 확실하게 꺼뜨리지 않으면 수술적 제거를 해도 그 위치에 다시 재발하게 됩니다.

그래서 움직임이 많은 위치나 젊고 탄탄한 피부를 가진 사람에게는 수술을 하지 않고 움직임이 없거나 나이 든 피부, 탄력이 떨어지는 피부에서 수술을 하게 됩니다.

예를 들면 귀 같은 부위의 켈로이드는 수술을 하는데 어깨나 몸통, 무릎 등의 켈로이드는 수술을 잘 하지 않는 식입니다. 이렇게 켈로이드 수술은 굉장히 고난이도 기술을 요하는데 메스로 그 켈로이드 덩어리를 제거한 이후에도 봉합을 하는 과정에서 특수한 방식의 복원이 이루어져야 하고, 그리고 그 복원 이후에도 전자빔이라든지 레이저 치료가 바로 뒤따라야 재발이 없습니다.

그래서 수술적 켈로이드 치료는 매우 좀 어렵고 환자의 관리가 필요하고 실패율도 높아서 이렇게 많은 병원에서 실시되고 있지 않습니다. 단, 귀 켈로이드는 비교적 수술이 쉬워서 개원가에서도 많이 활용되고 있습니다.

그렇다면 비교적 큰 크기의 비대 흉터를 효과적으로 빠르게 줄일 수 있는 방법은 뭐가 있을까요? 바로 냉동치료입니다.

냉동치료는 비교적 가격이 저렴하고 전신적 부작용이 없다는 강력한 강점을 가지고 있습니다. 냉동치료는 액화 질소 가스를 켈로이드 흉터 중앙의 Core를 목표로 해서 쏴서 얼렸다 녹임으로써 그 흉터 자체에 가벼운 동상을 입히게 하는 겁니다.

그럼 동상을 입게 된 그 세포 조직은 점점 세포의 어떤 벽이 깨지면서 크기가 줄어듭니다.

흉터 사이즈에 맞춰서 강도를 조절해서 시술합니다.

보통 한 가지의 흉터 치료를 한다기보다는 여러 가지 치료 방법을 복합적으로 실시하는 경우가 많습니다. 흉터 모양에 따라서 어떤 모양의 흉터가 주된 흉터인지, 환자분이 치료 부위에 붉은 자국이 생겨도 일상생활에서 괜찮은지, 이러한 여러 가지 상황에 맞춰서 치료 계획을 세우게 됩니다.

피부질환을 일으키는 미워할 수 없는 악당, 모낭충

　이해할 수 없이 갑자기 하얀 농포 위주의 뾰루지가 얼굴에 마구 생기는 경우, 모낭충이 원인일 때가 있습니다.

　모낭충은 피부 속에 살고 있는 진드기로 평균 크기는 0.4mm 정도입니다.
　주로 코, 귀, 두피 등에 자리하고 있습니다. 모낭충은 원래 각질 형성 세포가 죽어서 나오는 각질들과 피지들을 먹고 사는 청소부라고 보시면 됩니다.

　모낭충은 피부에 상주하는 진드기로서 그 존재 자체는 정상입니다. 인간과 공생 관계라고 할 수 있죠. 그 존재 자체가 문제를 일으키지 않지만 모낭충의 숫자가 지나치게 많아지면 문제가 됩니다.

그래서 모낭충을 검사할 때는 있냐 없냐를 따지는 게 아니라 단위 면적당 모낭충의 개수를 따집니다. 1cm 제곱의 1마리 이하가 검출되는 게 정상이지만, 10마리가 넘어가면 문제가 있다고 봅니다.

정상적인 기생충이라는 모낭충이 많아지면 왜 문제가 되는 것일까요?

모낭충의 일생을 살펴보면 알에서부터 부화해서 9일에 성체가 되고 성체가 된 후에 5일 정도만 살아갑니다. 수명은 대략 2주 정도인데 해부학적으로 항문이 없는 특징이 있습니다.

그리고 사는 게 2주 동안인데 2주 동안의 각질과 피질을 먹고 사니까 몸속에는 노폐물들만 쌓여 있는 거죠. 그런데 얘가 죽을 때는 주로 터집니다. 그런데 일시에 뻥 터지기 때문에 분비물들이 일시에 나오니까 피부에 트러블을 일으키는 겁니다. 그래서 밀도가 작을 때는 사실 트러블을 안 일으키는데 밀도가 많을 때는 피부 트러블을 일으킬 수 있는 것입니다.

모낭충이 많아져서 생기는 피부질환으로는 모낭 비강진(Pityriasis Folliculorum), 여드름, 주사피부염, 지루성 피부염 등이 있습니다.

모낭충은 피부 모낭 깊숙한 곳에서 살다가 보통은 밤에 피부 표면으로 기어 나옵니다.

모낭충의 교미 때문에 밤에 움직이는 특징이 있습니다.

모낭충 수컷은 모낭 피부 아래에 살고 암컷은 모낭 위쪽에 살고 있는데 밤이 되면 교미하기 위해서 수컷이 암컷 있는 쪽으로 올라오게 됩니다. 그래서 밤에 가려움증이 더 심해지는 뾰루지에서는 모낭충증을 의심해 보는 것이 맞습니다.

모낭충이 의심되면 당연히 검사를 먼저 해봅니다.
모낭충 검사는 과정이 간단하고 시간이 얼마 걸리지 않아서 바로 결과를 볼 수 있습니다.

1. 먼저 의심되는 농포를 Extractor로 압출을 하고
2. 특수용액과 함께 표본을 슬라이드에 고정시켜 현미경으로 관찰하면 모낭충을 확인할 수 있습니다.

일단 모낭충이 의심된다는 진단을 받으면 보습제나 화장품을 과도하게 사용하지 않는 것이 좋습니다. 그리고 가끔 거품 세수를 하지 않고 물 세수만 하시는 분들이 있는데 이런 경우에도 모낭충증을 더 악화시킬 수 있습니다

〈 모낭충이 과다증식 하는 경우 〉

1. 피지선 활동을 일으키는 모든 요인

예를 들면, 오래전부터 잘 조절되지 않는 지루성 피부염이나 여드름, 주사피부염 등이 있었던 경우

2. 화장품, 헤어 제품의 오일 성분

과도한 화장품의 사용이 문제가 됩니다.

모낭충은 피지를 좋아하기 때문에 유분기가 많은 화장품, 에나멜 성분이 많은 화장품들을 많이 쓰는 경우, 지저분한 쿠션 파우더, 파운데이션의 사용이 모낭충을 증가시키는 이유 중에 하나입니다.

3. 유수분 밸런스 붕괴로 인한 장벽 약화

두꺼운 화장을 지우기 위한 과도한 세안이나 각질 제거를 반복하는 경우

〈 모낭충의 치료 〉

모낭충 치료제로 유명한 연고가 바로 수란트라입니다.
전문의약품이기 때문에 당연히 의사 처방이 필요합니다.
모낭충증으로 진단받으면 수란트라 손가락 한 마디 정도의 양을 하루에 한 번 저녁에 바르시면 한 달에서 6주 정도면 거의 한 90% 이상의 모낭충이 사멸합니다.

만약에 수란트라를 오래 발랐는데도 검사에서 모낭충증이 나오는 분들은 보통은 연고의 적정량을 바르지 않으셔서 그런 경우가 많습니다.

그리고 모낭충이 자라기 쉬운 습관을 바꿔주는 것이 중요합니다. 화장품 중에서도 유분 성분이 많은 제형을 선호하는 습관이 있다면 가급적 보다 촉촉한 제형으로 바꿔보는 것이 도움이 됩니다. 앞서 말했듯이 물 세안만 하는 것은 좋지 않습니다. 약산성 제형의 세안제를 쓰는 것이 모낭충을 잡는 데 도움이 됩니다.

지루성 피부염에 대하여

 지루성 피부염은 전체 인구에서 2%에서 5% 정도에서 발생한다고 보고되고 있습니다.
 지루 피부염은 피지 분비를 뜻하는 지루와 피부염이 합쳐진 그 이름에서도 볼 수 있듯이 피지 분비가 많은 부위에 잘 발생하는 만성염증성 피부질환입니다.
 피지 분비가 왕성해지는 사춘기 무렵부터 시작되고 30~40대 남성분들에게서 높게 나타납니다.
 피지 분비가 많은 두피와 얼굴, 눈썹이나 귀, 가슴 부위로 붉어짐과 함께 각질이나 노란 비늘 같은 것들이 동반되고 남성의 경우에는 수염 부위로 모낭염의 형태로 발생할 수도 있습니다.
 두피에 발생할 때는 비듬 정도로 가볍게 나타나는 경우도 있지만 심한 염증과 두피 모낭염을 동반하는 경우도 있습니다.

이 질환은 2차적인 세균 감염이 생길 수도 있고 지속되는 염증 때문에 탈모가 진행될 수도 있기 때문에 꾸준한 치료를 계속해 주시는 것이 아주 중요합니다.

지루 피부염의 원인은 복잡하고 몇 가지 요인들이 원인으로 제시되고 있기는 하지만 안타깝게도 지루 피부염의 명확한 원인은 아직 밝혀지지 않았습니다.

원인으로 제시되고 있는 요인들 중에서 가장 중요한 것은 피부 효모균인 첫 번째 말라세지아가 과다증식 하는 '체질'이라는 것입니다.

말라세지아가 지루 피부염과 관련이 있다는 것은 잘 알려져 있는 사실인데 특히 비듬과 지루 피부염을 동시에 가지고 있는 환자는 정상인에 비해 이 말라세지아의 균의 수가 증가되어 있습니다. 항진균제로 지루 피부염이 호전되고 치료를 중단하면 재발된다는 점도 말라세지아의 균이 연관되어 있다는 것을 시사합니다.

그 이외에도 유전적인 요인, 신경전달 물질 이상(스트레스, 불안장애, 수면 박탈), 영양 이상 그리고 일부 약들이 원인으로 지목됩니다.

지루 피부염은 이런 다양한 원인들이 복합적으로 작용해서 나타나는 것으로 생각됩니다.

지루 피부염은 만성적으로 진행하면서 계속 재발하는 특징이 있기 때문에 지긋지긋하다고 표현하시는 분들이 많습니다.

하지만 안타깝게도 지루성 피부염을 완치할 수 있는 방법은 현재까지 없습니다.

그렇기 때문에 지루성 피부염 치료를 받으실 때는 이걸 완전히 뿌리 뽑아서 없앤다는 생각보다는 좋아진 상태로 오랫동안 잘 유지하는 것이 치료의 목표이자 핵심이라는 것을 받아들일 필요가 있습니다.

지루성 피부염 치료는 기본적으로 약물 치료입니다.

먼저 항진균제, 국소 스테로이드 그리고 국소 칼시뉴린 억제제에 해당하는 타크로리무스와 피메크로리무스 등의 연고가 사용됩니다.

경구용 약제를 이용한 치료법은 환자분의 상태나 정도에 따라 처방이 달라질 수 있습니다.

심한 염증이 동반되는 경우에는 경구 스테로이드를 사용하기도 하며 가려움증을 줄이기 위해 경구 항히스타민제를 사용하는 경우도 있습니다. 경우에 따라 경구 항진균제나 독시사이클린정과 같은 테트라사이클린계 항생제를 사용하기도 합니다.

환자들은 화장품을 사용할 때 너무 유분기가 많은 화장품은 피해주시는 것이 좋습니다.

또한 비듬이 신경 쓰이신다면 아연(징크 피리치온, Zinc Pyrithione)이 함유된 샴푸를 사용하면 도움을 줄 수 있습니다.

지루성 피부염은 다양한 악화 요인들이 있는데 처음에 언급해 드렸던 것처럼 첫 번째 춥고 건조한 날씨로 지루 피부염을 악화시킬 수 있지만 두 번째 지속적으로 피부에 자극을 주는 행위도 염증을 유발할 수 있습니다.

또한 세 번째 수면 부족과 같이 몸에 스트레스가 증가될 수 있는 상황에서도 악화될 수 있습니다.

이러한 상황들을 피해주시는 것이 지루 피부염의 예방과 치료에 도움이 될 수 있겠습니다.

최근에는 아토피 피부염 환자뿐만 아니라 지루 피부염 환자들도 피부장벽의 기능이 떨어져 있다는 연구 결과들도 보고되고 있기 때문에 보습제 도포나 창상피복재 치료와 같이 피부장벽 회복에 도움을 주는 치료제도 경우에 따라서는 시행해 볼 수 있겠습니다.

주사(Rosacea)라는 피부질환 들어보셨나요? 주사의 원인과 타입

주사라고 하는 질환은 얼굴의 혈관이 확장되면서 홍조 증상 그리고 얼굴의 열감과 구진(뾰루지), 농포 등의 증상을 보이면서 정신신경학적인 증상을 자주 보이는 질환이라고 설명드릴 수 있습니다. 민감성 피부의 대표적 질환입니다.

한 번의 치료로 잘 낫지 않는 만성적인 질환이기에 꾸준한 관리가 필요한 질환입니다.

안면홍조와 주사를 헷갈려 하시는 경우가 많습니다.

안면홍조라는 것은 그야말로 말 그대로 얼굴이 붉어지는 '증상'을 가리키는 단어라면 주사는 '피부질환'이라고 할 수 있습니다. 안면홍조는 양 볼이 붉어지는 것이 지속되는 특징으로 일반적으로 피부 혈관이 확장되면서 피부가 늘 붉게 보이는 증상입니다.

안면홍조는 특히 감정에 변화가 있다거나 아니면 온도 차가 있는 곳에 있거나 아니면 뜨겁거나 매운 음식 그리고 술을 먹거나 자외선을 받는 경우에는 이게 더 심해지는 증상입니다.

주사는 일반적으로 얼굴이 붉어지는 것과 염증이 동반되는 질환으로, 주사 중에도 얼굴이 그냥 일시적으로 붉어지는 모세혈관 확장증을 가지는 주사가 있는 반면 여드름과 비슷하게 구진성으로 생기는 경우도 있습니다.

주사피부염은 엄밀하게 말해서는 의학적 용어가 아닙니다.

왜 주사는 로자세아라는 병이 따로 있고요. 피부염은 보통 습진을 보이는 질환에 붙이는 이름인데 주사에서 지루성 피부염이나 접촉성 피부염이 함께 동반되는 경우 주사와의 구별이 어려운 경우가 많아서 그냥 통칭해서 일반인들이 주사피부염이라고 합니다. 이 용어가 부르기 쉬워서인지 실생활에서 많이 사용됩니다.

주사에는 크게 네 가지 타입이 있습니다.

1. 모세혈관 확장형 주사

얼굴이 붉어지는 안면홍조 증상뿐 아니라 혈관이 확장되는 소견을 주로 보이는 타입입니다.

초기 증상으로 안면홍조를 보이는 경우가 많습니다.

모세혈관 확장성 주사의 경우에는 혈관 레이저 치료에 좋은 효과를 보이는 것으로 알려져 있습니다.

2. 구진 농포성 주사

여드름과 비슷한 주사라고 상상하시면 이해가 쉽습니다.

여드름과 비슷하게 작은 구진과 고름이 농포가 뺨이나 얼굴에 보이는 타입입니다.

염증이 심해서 생기는 주사 타입이라고도 할 수 있습니다.

이런 증상들이 얼굴의 전면부, 뺨, 이마, 턱 등 특유의 위치에 증상이 나타나는 것을 특징으로 합니다.

3. 딸기코 주사 (비류 주사)

주사가 딸기코 형태로 나타나는 경우가 있습니다.

물론 다른 타입의 주사가 진행돼서 딸기코 형태로 진행되어 가는 경우도 있습니다.

코 부위만 비대하고 울퉁불퉁해지는 소견을 보이는 타입입니다.

4. 안주사

마지막으로 눈에도 주사가 생길 수 있습니다.

일반적으로는 눈에 나타나는 형상인데 단독으로 나타나는 경우도 있지만 드물고 대개는 피부에 주사 증상과 같이 나타나는 것으로 결막염이나 충혈 건조, 눈꺼풀 염증 등이 나타나는 것이 특징입니다.

주사의 원인은 무엇일까요?

주사의 원인은 명확하게 밝혀져 있지 않습니다.

원인으로 추정되는 것을 몇 가지 꼽을 수 있긴 한데 이것은 원인인 것인지 주사의 결과인 것인지 불명확합니다.

첫 번째는 만성적인 신경 혈관의 염증 상태가 지속되어 피부가 예민해지는 겁니다.

혈관의 만성적인 염증 상태를 만드는 건 기존의 지루성 피부염 같은 것이 치료가 잘되지 않고 방치되면서 진전되어 주사까지 진행될 수 있습니다.

두 번째는 모낭충의 과다 증식입니다.

세 번째는 스테로이드의 부작용입니다.

스테로이드 연고를 얼굴에 오래 쓰게 되면 혈관이 확장되고 피부가 얇아져서 주사가 발생할 수 있습니다.

네 번째는 자외선, 뜨거운 열입니다.

다섯 번째는 자율신경계 실조증이나 불면증, 우울증, 불안장애 같은 신경정신질환입니다.

이러한 질환이 주사의 원인인지는 불분명하나 주사와 분명히 연관이 있다는 것이 많은 의사들의 생각입니다.

주사를 악화시키는 대표적인 음식을 알려주세요

1. 술

알코올은 기본적으로 혈관을 확장시키고 중간 대사 산물이 염증을 악화시킵니다.

술의 종류에 따라 레드와인, 화이트와인과 맥주, 위스키 순서로 증상을 나쁘게 할 수 있습니다.

2. 캡사이신이 들은 매운 음식

캡사이신 성분은 주로 맵고 자극적인 성분이 들어가 있는 고추나

후추에서 비롯하죠.

캡사이신이 주사의 원인이기도 한 비정상적인 TRPV 채널 자극을 할 수 있습니다. 당연히 열감을 악화시킵니다.

3. 히스타민이 풍부한 음식

히스타민은 혈관 확장과 가려움증을 유발하는 체내 물질입니다만, 음식에도 들어 있습니다.

등 푸른 생선, 소시지와 같은 가공식품과 초콜릿 등에 많이 들어 있습니다.

4. 신남알데하이드 성분이 들어가 있는 음식

계피, 초콜릿, 토마토가 있습니다.

주사피부염과 지루성 피부염 어떻게 구별하나요?

주사피부염과 지루 피부염은 매우 유사한 질환입니다.
저희는 지루성 피부염과 주사피부염이 형제질환이거나 같은 메커니즘을 가진 병이 아닐까, 생각하고 있습니다.

주사피부염과 지루 피부염 둘 다 홍조를 일으킵니다.
주사를 의학 용어로 'Rosacea'라 합니다. Rose가 장미꽃을 뜻하듯이 그래서 얼굴이 장미꽃처럼 붉어지는 홍조에 초점을 맞춰서 이름 지어진 질환이라고 하면 지루 피부염은 피지나 각질의 문제에 초점을 맞춰서 이름을 지은 질환입니다.

그런데 지루성 피부염도 초기에 각질 증상으로 시작하다가 증상이 발전하면 홍조를 보입니다.

물론 피부염의 발생 부위에 차이가 있습니다. 지루성 피부염은 눈썹이라든가 뺨 나비존, 코 옆, 팔자주름을 따라서, 그리고 두피 그리고 귀, 몸의 접히는 부위에 주로 생깁니다.

하지만 주사피부염은 얼굴 중앙 부위와 입가 눈가 주변에 생기지 않고 턱선, 뺨 미간 등에 주로 발생합니다.

주사피부염과 지루 피부염을 구별하기 위해 피부 검사가 중요합니다.

첫 번째 현미경 검사(모낭충 검사)를 통해서 모낭충이 확인되거나 두 번째 확대경을 통해서 모세혈관 확장증이 확인된다면 주사피부염이라고 할 수 있습니다.

이 두 가지의 객관적인 검사를 통해서 간단히 주사피부염인지 지루 피부염인지 구별 진단할 수 있습니다.

일광 노출이라든가 요즘처럼 바람이 좀 많이 분다든가 온도 변화가 좀 심하다든가 그런 영향을 좀 많이 받는 것 같아요.

주사피부염의 치료와
신경정신과적 치료
Skin-Gut-Brain Axis

주사피부염은 모낭충과 그리고 혈관 확장이기 때문에 원인을 치료하는 것이 중요합니다.

모낭충을 제거하는 약으로는 수란트라, 로젝스겔 같은 약들이 잘 알려져 있습니다.

혈관 확장은 치료를 위해 시너지 같은 혈관 레이저를 쓰게 됩니다. 주사피부염은 민감성 피부이면서 염증이 있는 피부이기 때문에 레이저를 너무 강하게 하지 말고 약하게 피부장벽을 달래면서 치료합니다.
약해진 피부가 에너지를 잘 받아들이면서 약간 건강한 피부로 갈 수 있게 과정이 복잡합니다.

그리고 주사피부염 치료에서는 생활 습관 예를 들면 피부장벽을 해치는 과도한 세안 그리고 과도한 화장품 노출, 잦은 마스크 팩 사용 줄이기, 특히 수면과 음식이 매우 중요합니다.

주사피부염 치료를 할 때는 모낭충 제거, 혈관 레이저 치료, 생활 습관의 개선(홍조를 자극하는 술, 사우나, 자외선 피하기) 이 세 가지로 한두 달 정도 치료를 한 후에 1년 정도 경과 관찰해서 재발이 없다면 경과가 좋을 수 있는 질환입니다.

하지만 주사에서 만약 민감성 장 증상 또는 신경정신과적인 문제를 함께 동반하는 경우에는 치료가 상당히 복잡해집니다.
 피부와 장과 뇌가 연결되어 있다는 Skin-Gut-Brain Axis에 대해 들어보신 적이 있으신가요? 이 이론이 가장 많이 언급되는 피부질환이 주사(Rosacea)입니다.

주사 중에는 신경성 주사(Neurogenic Rosacea)라고 하는 타입이 있습니다. 이상 감각, 찌르는 듯한 통증 등이 동반되는 경우가 많습니다.
 많은 경우에서 불안장애와 우울증 그리고 감각 이상을 동반하는 신경성 질환일 수 있습니다.
 이런 병력을 보이는 환자에게 자율신경계 실조증, 불면증, 우울증이 있는 것은 아닌지 확인해 보는 것이 도움이 됩니다. 신경성 주사로 확인되면 항우울제, 안정제 복용 또는 명상, 정신과 상담 등이 추천될 수 있습니다.

주사피부염 환자는 규칙적인 운동, 물 많이 마시기를 추천합니다

주사의 다양한 악화 인자 때문에 일단 주사로 진단되면 환자로서 하지 말아야 하는 것들이 많아집니다. 그런데 이 상태가 점점 심해지다 보면은 자발적으로 사회적 거리두기처럼 사람 만나기도 어려워지고 스스로 해야 하는 일에도 집중하기가 어려워집니다. 이게 다시 환자에게 스트레스로 돌아오게 됩니다. 그래서 너무 많은 금기를 권하지 않는 것이 의료진의 자세로 바람직하다고 생각합니다.

감정과 홍조 상태는 밀접한 연관이 있는데, 홍조가 생기면 불안하고 긴장이 될 수도 있고 역으로 긴장이 되고 불안할 때 홍조가 생길 수도 있습니다.

감정과 홍조과 연관이 조금 크다고 생각될 때는 피부과에서도 항

불안제 약물 치료를 시작합니다. 처음부터 이 약물 치료가 부담스러우신 분들은 긴장과 불안의 정도를 이완시킬 수 있도록 나만의 취미 생활을 가지실 것을 권해드립니다.

보통 이런 경우에 1주에 3회 이상 15분 이상의 땀 흘리는 운동을 권해드립니다.

운동이 주는 긍정적인 순간을 충분히 즐기고, 그 긍정적인 감정이 다시 운동을 즐기게 해주는 선순환을 보이면서 서서히 불안, 우울, 스트레스 등의 문제에서 벗어날 수 있게 됩니다.

어떻게 보면 정신과에서 말하는 인지행동치료의 측면이 있다고 볼 수 있습니다.

실제로 운동은 여러 가지 좋은 점이 많습니다. 적당한 신체활동을 통해서 숙면을 유도할 수도 있습니다. 수면을 잘 취해야 피부장벽이 쉽게 회복됩니다.

또 하나는 물 2리터 매일 마시기입니다.

상열감을 일으키는 아드레날린은 몸의 체액이 부족한 상태에서 체내 분비가 활발해집니다. 그래서 체액을 보충하는 것이 중요합니다.

첫 번째는 미네랄 워터와 같은 흡수가 잘되는 물을 2리터씩 매일 마시는 것이 도움이 됩니다. 그리고 두 번째는 탈수를 일으키는 카페인이 들은 커피라든지 술을 자제하는 것입니다.

주사의 원인?
자율신경계 실조증
(Autonomic Nervous System Dysfunction)

주사피부염의 또 다른 원인으로 지목되는 것이 바로 자율신경계 실조증입니다.

자율신경계 실조증은 다양한 증상으로 피부의 만성염증과 유수분 밸런스 문제를 일으킵니다.
하지만 가장 쉽게 알아차릴 수 있는 문제가 바로 '홍조'입니다.

우리는 때때로 부끄럽거나, 불안할 때, 매우 화가 나거나 급격한 감정의 변화가 일어날 때 가슴 두근거림이 심해지면서 호흡이 가빠지고 심한 경우 온몸의 근육이 경직돼 뻣뻣해짐을 느끼기도 합니다.
이렇게 특정 상황에서 급격한 감정의 변화가 일어나 얼굴이 빨갛

게 달아오르는 증상을 '감정 홍조'라고도 합니다.

안면홍조처럼 얼굴 열감 등과 함께 얼굴 붉은 기가 강하게 반복적으로 나타나는 경우나, 감정 홍조처럼 긴장을 하거나 타인의 주목을 받으면 갑자기 얼굴 빨개짐이 심하게 나타나는 경우엔 일상생활이나 사회생활 전반에 자신감이 떨어지고 위축됩니다. 나아가, 이런 위축감이 스트레스로 작용해 악순환은 반복이 되고, 성격 자체도 소심해져서, 중요한 업무에도 지장받으며 사회생활에 어려움을 호소하는 20~40대 직장인도 많습니다.

얼굴에서 뺨은 다른 부위보다 혈관이 피부 표면 가까이에 있어서 홍조가 잘 생길 수 있고 피부 건조증이나 상열감, 안면 통증, 가슴 두근거림과 같은 증상들이 동반되는 경우도 흔합니다.

안면홍조나 감정 홍조는 긴장감이나 온도 변화 등에 의해, 내 의지와 상관없이 가슴이 두근거리면서 상열감이 올라오는 문제를 보입니다. 이는 피부 자체의 문제라기 보다는 자율신경에 더 근본적인 문제가 있기 때문이라고 설명하는 것이 옳습니다.

즉, 긴장했을 때 교감신경이 항진했다가, 부교감신경 항진이 동반해 자율신경의 밸런스를 유지해야 하는데, 자율신경의 균형도가 무너지거나 활성도가 저하된 경우 교감신경이 과하게 항진하거나, 부교감신경의 항진이 지속되다 보니 안면 등의 말초 모세혈관이 확장해 혈류량이 증가하고, 홍조가 발생한다는 것입니다.

　피부 레이저 등의 치료로 호전이 되지 않는 안면홍조, 감정 홍조의 치료에는 자율신경 밸런스를 맞추는 치료가 보다 근본적인 접근일 수 있습니다.

　이를 확인해 보기 위해 자율신경계 검사(HRV 검사, Heart Rate Variability)를 해보는 것이 결정적인 도움이 됩니다.

> HRV 심박변동성(HRV, Heart Rate Variability): 이것은 심박수 신호를 측정하는 소프트웨어로 계산합니다. HRV는 심장박동에서 다른 심장박동으로 넘어가는 시간의 차이로, 심박수 측정값을 사용하여 통계적 계산을 통해 결과를 도출합니다.

　HRV 검사를 통해서 우리 몸이 스트레스에 적절하게 대처할 능력이 있는지, 지나치게 긴장하고 있는 것은 아닌지를 확인합니다. HRV 검사는 자세에 따른 심박수, 심장이 뛰는 속도, 심전도 등의 변화를 체크해서, 자율신경계의 상태를 보는 것입니다.

　자율신경계 검사는 5분 정도만에 이루어지고, 통증 없이 간편하게 받을 수 있습니다. 심전도를 체크하여 불균형이 확인되고 그것이 주사피부염에 영향을 준다고 생각되면 검사 결과에 맞춰 치료를 합니다.

피부와 심장과 뇌가 빠르게 외부 상황에 반응하는 이유는 바로 자율신경계 때문입니다. 우리의 몸은 교감신경계와 부교감신경계가 서로 균형을 이루고 있는데 불안하거나 스트레스가 많은 사람은 교감신경이 부교감신경을 압도합니다.

그러면 늘 긴장 상태이면서 몸과 정신의 밸런스가 깨집니다.

자율신경계 실조증의 여러 증상

　자율신경계 실조증(Autonomic Nervous System Dysfunction)이란 자율신경계의 조화와 균형이 깨진 상태로 자율신경의 기능 이상이 생긴 상태를 뜻하는데요.
　자율신경계 실조증은 피부의 땀샘에 영향을 미쳐 피부를 건조하게 하여 가려움증을 악화시킵니다. 자율신경계 불균형은 피부장벽을 약하게 만들고 만성염증을 일으킵니다. 홍조를 악화시키고, 유수분 균형을 깨뜨립니다.

　피부과 문헌 보고에 의하면 아토피 피부염뿐만 아니라 건선, 주사피부염, 여드름, 피부노화 등과 자율신경계와의 연관성을 보고하고 있습니다.

이와 함께 자율신경 실조증을 악화시키는 생활 습관을 조절해 나가시면 피부와 자율신경계의 악순환의 연결고리를 끊을 수 있습니다.

자율신경계에 영향을 미치는 요인이 있으면 피부로는 갑자기 열오르고 땀나는 증상을 겪게 됩니다. 그리고 이것이 얼굴이 붉어지고 열감이 생기는 주사피부염을 유발하는 원인이 될 수 있습니다. 공황장애, 불안장애와 같이 '장애'까지는 아니더라도 단발성 '공황발작'을 경험하거나 불면증까지는 아니더라도 잠에 들기까지 1시간 이상 소요되는 '입면 장애', 숙면을 취하지 못하는 '얕은 수면' 등 불면증을 겪고 있는 분들이 자율신경계 실조증의 대표적인 증상입니다.

자율신경계 회복을 위한 효과적 방법은 무엇일까요?

질병이 따로 없는데 자율신경과 관련된 증상이 지속된다면 자율신경계 불균형으로 볼 수 있습니다. 이는 정식적인 질환이 아니고 교감신경이나 부교감신경이 제 할 일을 하지 못하여 발생하는 각종 증상을 의미합니다. 생활 습관의 영향을 받아서 나타나기에 생활 습관을 개선한다면 저절로 해결될 수 있습니다.

1. 원인 찾기

교감신경이 활성화될 때와 부교감신경이 활성화될 때는 다릅니다. 한쪽이 과도히 활성화되어 있으면 그 부위의 기능이 망가져서 문제가 발생하게 됩니다. 그러나 이상 증상이 생겼다고 하더라도 자율신경 균형을 무조건 탓하면 안 됩니다. 만약 겉으로 나타나는 증상이 있다면 질환을 찾고 원인이 없을 땐 자율신경의 문제로 보고 균형을 맞추어야 할 것입니다.

2. 검사

질환이 없는데 자율신경 이상 증세가 2주 이상 지속된다면 자율신경 검사를 받는 것이 좋습니다. 누워 있다 갑자기 일어날 때 심장박동수 및 혈압 변화를 측정하는 자율신경 균형 검사, 분비액 검사 등이 있습니다. 자율신경 균형이 깨진다면 생활 습관을 고쳐나가야 합니다. 자율신경 기능을 직접적으로 개선할 수 있는 약은 없고 한 달 정도 지나면 증상은 완화될 수 있습니다.

3. 생활 습관

자율신경계는 교감신경이나 부교감신경 중 한쪽이 지나치게 활성화될 때 이상 증상이 나타납니다. 과도히 활성화된 신경을 누그러뜨리면 다른 부분이 반대로 활성화되며 균형이 잡히게 됩니다.
평소 일상생활 속에서 자율신경의 균형을 맞출 수 있게 됩니다.

4. 부교감신경 조절

❶ 오전엔 커피, 오후엔 물 섭취

교감신경을 안정화시키기 위해서는 생활 습관을 어느 정도 만들어 놓으면 괜찮습니다. 오전엔 커피, 홍차 등과 같이 카페인이 든 음료를 마시고 오후에는 차가운 물을 마시면 됩니다. 인이 많이 든 음식을 챙겨 먹는 것도 적합하다. 고혈압이 없으면 음식을 짜게 먹는 것도 혈압을 높이기에 교감신경이 활성화되는 데 도움이 될 수 있습니다.

❷ 하체에 혈액 몰리지 않게 하기

부교감신경 항진으로 인하여 기립성 저혈압이 발생했다면 앉았다 일어날 때 온몸에 힘을 주는 것이 좋습니다. 기립성 저혈압이 심할 땐 팬티스타킹을 신어 혈액이 하체에만 몰리는 것을 방지하는 것도 좋습니다.

❸ 운동하기

몸을 많이 움직인다면 교감신경이 활성화되면서 부교감신경을 가라앉히는 데 도움이 될 수 있습니다.

5. 교감신경 안정화

❶ 따뜻한 몸

몸을 따뜻하게 한다면 교감신경이 안정화됩니다. 조울증 환자는 겨울에 조증을 보이는 경우가 많은데 교감신경이 차가운 것에 잘 반응하는 것과 관련 있습니다. 차분한 심리 상태를 유지하기 위해서는 차가운 것을 피해야 합니다.

❷ 마그네슘, 비타민D 섭취

마그네슘이 든 녹황색 채소나 비타민B가 많이 들어가 있는 간, 생선 등을 먹는 것도 교감신경을 안정화시키는 데 도움이 됩니다.

❸ 정적 운동

정적인 운동을 한다면 교감신경을 안정시키는 데 도움이 될 수 있습니다. 달리기, 복싱 등 격한 운동을 한다면 교감신경이 활성화될 수 있습니다.

우리의 몸은 세포로부터 조직이 만들어지고 조직이 모여 기관이 되고 하나의 장기가 형성됩니다. 각 장기들은 역할을 수행하기 위하여 신경계로 연결되는데 뇌라는 중추신경계에서 조절하게 됩니다. 다. 그중 생명을 유지하기 위하여 자율적으로 작동하는 시스템이 자율신경계입니다. 만약 자율신경계에 변화가 생긴다면 다양한 증상이 발생할 수 있기에 심각할 경우에는 장기 기능 이상을 초래할 수 있습니다. 결국 시스템을 안정화시키는 것이 필요합니다. 건강 증진뿐만 아니라 삶의 질을 향상시키는 핵심 요소이기 때문입니다. 이러한 시스템을 무너뜨리는 요인으로는 외부 요인과 내부 요인이 있습니다. 외부 요인은 온도, 습도와 같은 환경에서부터 스트레스 등과 같은 정서적 환경이 영향을 미칩니다. 내부 요인은 고혈압 등과 같은 질병입니다. 원인을 알 수 없는 증상으로부터 고통받는 환자의 경우에는 상당수가 자율신경계의 변화에 기인한다고 볼 수 있습니다. 그래서 이를 알아채고 교정하는 과정이 이루어져야 한다고 볼 수 있습니다.

주사피부염, 민감성 피부와 유산균

**장(腸)의 상태가 뇌와 피부에 직접 영향을 미친다는
장-뇌-피부 축(Gut-Skin-Brain Axis) 이론**

우울감과 불안함의 정신적 문제와 주사피부염 같은 피부 증상이 오버랩해서 나타나는 현상을 설명해 주는 메커니즘입니다. 장내 미생물이 피부나 조직의 염증, 산화, 스트레스, 혈당, 조직, 지방 함량, 심지어 심리 상태에까지 영향을 미친다는 사실이 밝혀지고 있습니다.

미생물에 대한 기존의 틀을 깨는 생각 즉 '장 속의 미생물이 뭔가 인체에 역할을 하고 있다… 그러나 다 밝혀지지 않았다' 이런 상태입니다.

피부와 뇌와 장(腸)이 쌍방향 채널을 통해 긴밀한 관계를 유지하고 있다는 이론은 임상을 통해서도 구체적으로 증명이 되고 있고, 진료를 하는 의사도 그것을 직접적으로 느낄 때가 많습니다.

아일랜드 대학의 존 크리언 박사는 쥐에게 스트레스를 준 다음 스트레스에 저항하는 시간을 측정해 보았습니다. 그 결과 유산균을 먹인 쥐들이 먹지 않은 쥐들보다 훨씬 오랫동안 스트레스에 저항하는 모습을 보였다고 합니다. 그런데 장과 뇌를 연결해 주는 미주신경을 잘라내면 이러한 저항 작용이 사라진다는 사실을 발견하였습니다.

이 실험으로 그는 유산균의 효과가 장(腸)으로부터 뇌까지 영향을 미치며 장과 뇌가 서로 통신한다는 사실을 밝혀내었습니다.

정신을 안정시키고 두뇌 활동을 증가시켜 행복 호르몬이라 불리는 세로토닌의 최대 생산지 또한 뇌가 아닌 장(腸)이며, 수면 유도 작용 외에 염증 마스터스 위치인 'NF Kappa B(엔에프카파비)'라는 유전자 전사인자의 발현을 막고 자유기 청소, 면역 조절 기능을 하는 멜라토닌의 농도도 장이 송과체의 400배에 달합니다.

장(腸)은 단지 음식을 소화, 흡수하는 기관이라는 제한된 인식이 피부질환을 치유하는 어떤 근원적인 질병 치유를 가로막는 걸림돌이 될 수 있습니다.

이렇게 중요한 소장의 구조적 안정이 장내의 유익균과 유해균 간의 세력 균형에 달려 있으니 프로바이오틱스 유산균을 섭취하는 일은 필수적입니다.

특히 장을 손상시키는 술, 진통제, 호르몬제 등을 가까이하고 있다면 유산균 섭취는 필수라고 볼 수가 있습니다.

해열, 진통제, 항생제, 제산제, 설탕, 술, 스트레스 등에 장기간 노출되면 장내 세균의 균형 이상 Dysbiosis라는 상태가 생성되고 소장 내 세균 과증식증(Small Intestinal Bacterial Overgrowth)이 발생하여 더 진행되면 곰팡이균에 의한 칸디다증이 발생하여 악순환의 고리가 형성되고 심각성이 증폭됩니다.

고강도 스트레스에 노출되면 부신에서 분비되는 항염증 호르몬의 생산량이 감소되어 염증 억제력이 떨어져 툭하면 염증이 발생하게 됩니다. 스트레스는 잠자고 있던 유전자를 깨워 염증 유발 마스터 스위치인 NF Kappa B(엔에프카파비)라는 유전자 전사인자를 불러옵니다. 그래서 스트레스받은 다음 날이면 몸이 쑤시고 관절이 뻐근해지는 느낌을 받게 됩니다.

수면 부족은 갈증과도 같은 큰 스트레스입니다.

염증은 유해균 활동 정도와 비례관계에 있습니다.

장내 유익균과 유해균의 황금 비율을 8:2로 간주하는데 프로바이오틱스는 항균 물질 박테리오신을 분비, 유해 세균의 성장을 억제하여 유해균이 생산하는 독소의 양을 감소시킵니다. 유해균이 증식하면 유해균이 분비하는 독소가 장점막을 손상시켜 손상된 장 점막 세포 등으로 유입된 독소는 장에서 간으로 뻗어 있는 간문맥을 타고 간으로 유입되어 간의 해독 기능을 떨어뜨립니다.

이로 인해 간에서 처리하지 못하는 독성 물질이 넘쳐 여러 조직에 염증 반응을 일으키게 됩니다.

피부는 장(腸)의 상태를 반영하는 거울이기 때문에 지금 아토피 피부염, 여드름, 주사피부염, 민감성 피부 등의 문제를 심하게 앓고 있다면 유익균과 유해균의 균의 비율이 적절치 못하거나 역전된 상태라고 봐야 합니다. 유익균이 장을 지배하지 못하게 된다면 아토피나 여드름 등의 개선도 어려워집니다.

기존에 적용됐던 방법이 순간적 증상 개선에 그쳤다면 유익균이 유해균을 압도하는 티핑포인트(끓는 점)를 아직 넘어서지 못하기 때문일 수도 있기 때문입니다.

유산균, 프로바이오틱스가 우리의 장(腸)에 해주는 역할은 다음과 같습니다.

첫 번째, 영양소 흡수에 관여하는 장 점막 단백질의 프로바이오틱스가 먼저 결합하면 유해 세균의 내독소가 당단백질과 결합하여 체내에 흡수되는 것을 막을 수 있다는 점.

두 번째, 프로바이오틱스가 장 점막의 당단백질 구조의 변화를 유도하여 병원균이 당단백질과 결합할 수 없도록 차단, 장내 염증 반응을 일으키는 사이토카인 생성을 억제한다는 점.

세 번째, 장 상피 세포를 서로 단단히 조여주는 단백질 생산의 증가, 상피 세포의 차단 기능을 강화한다는 점입니다.

민감성 피부가 뭔가요? 어떤 피부질환을 민감성 피부라고 하나요?

가장 설명드리기 어려운 부분입니다. 민감성 피부가 하나의 질환의 이름이 아니라고 생각합니다.

여러 피부질환에서 나타날 수 있는 공통된 증상을 일컫는 말이라고 생각합니다. 민감성 피부가 뭐고 어떻게 분류해야 되는지에 따라서는 설명하는 의사, 병원마다 차이가 있을 거라고 생각합니다. 이 부분에 대해서 연구를 하는 여러 의사들의 의견이 나름대로 타당성이 서로 있는 편입니다.

민감성 피부는 아토피 피부염에서도 나타날 수 있고, 주사피부염에서 나타날 수도 있습니다. 그래서 민감성 피부를 설명할 때 개별적인 피부병 안에서 설명하는 게 타당할 수 있을 것 같다고 생각하지만, 이 책에서는 민감성 피부를 특정 질환이 아니라, 유사한 증상들의 합(合), 즉 증후군(Syndrome)처럼 생각하고 설명해 보겠습니다.

민감성 피부라고 하면 어떤 사람이 떠오르시나요?

같은 화장품을 발라도 어떤 사람은 멀쩡하지만, 어떤 사람은 피부가 따갑고, 붉어지고, 가렵습니다. 이렇듯 다양한 외부 자극에 정상 피부보다 민감하게 반응하는 피부를 민감성 피부라고 합니다. 증상은 사람마다 다양합니다. 외부 자극이 주어졌을 때 피부 병변이 생기진 않으면 따끔거리고, 화끈거리고, 가려운 증상이 2~3분 지속되다 사라지는 사람이 있는가 하면, 얼굴이 붉어지거나, 뾰루지 같은 구진이 생기거나, 각질이 허옇게 일어나는 사람도 있습니다.

민감성 피부라고 할 수 있는 피부의 특징이 뭘까요?

1. 염증을 동반한다

염증을 동반한다는 의미는 아토피 피부염이나 여드름, 주사피부염 등의 기존 피부질환이 있다는 의미를 담고 있습니다.

2. 피부장벽의 손상을 가지고 있다

피부장벽이 깨졌다는 말은 피부병리학적으로 수분 소실, 각질층의 파괴, 피부 산성도(ph)의 염기화라고 말씀드릴 수 있습니다.

3. 신경과 혈관의 과민증상이 있다

피부가 갑자기 열감을 보인다든지 찌릿찌릿하게 아프든지, 환자의 표현을 따르자면 '미칠 듯이 가렵다'든지 하는 증상으로 보이면서, 가려움증을 치료하는 항히스타민제보다 신경안정제에 치료 반응을 보이는 경우가 많습니다.

민감성 피부라는 것은 위의 세 가지 특징을 다 가지고 있기도 하고, 그중에 한 가지만 가지고 있기도 합니다.

민감성 피부에서는 화장품 개수를 줄이고 토너를 안 쓰는 것이 좋습니다

이 내용은 앞서 설명드린 여드름 파트의 내용과 많이 다르다는 것을 알게 되실 겁니다.

일단 민감성 피부의 관리 원칙 1번은 화장품 개수를 줄이는 것입니다.

화장품 성분도 가급적 적은 것을 사용하면 좋습니다.

메이크업 자체도 문제가 될 수 있지만 화장을 짙게 하게 되면 그것을 지우기 위해 강한 세안 또는 이중, 삼중 세안을 해야 합니다. 예를 들어 오일 베이스인 화장품을 기름으로 닦아내야 하기 때문에 반복해서 클렌징 오일로 이중 세안을 하게 되면 어떻게 될까요? 정상적인 우리 피부장벽이 손상받을 수가 있습니다.
 피부가 예민하고 피부장벽이 약한 사람의 경우에는 첫 번째 메이크업 성분들이 피부에 장시간 부착되어 생길 수 있는 피부염과 모공 막힘이 생기게 되고, 두 번째 이중 세안을 하면서 생길 수 있는 피부장벽 각질층이 손상될 수 있습니다.

 과도한 클렌징을 할 때, 특히 "뽀드득" 소리가 나면 이미 피부에, 피부 재생에 도움이 되는 좋은 물질이 함께 씻겨나갔다고 봐도 과언이 아닙니다.

 잦은, 그리고 과도한 클렌징 때문에 내 피부에 필요한 부산물들이 같이 떨어져 나갑니다.
 내 피부에 반드시 필요한 자연 보습막이, 우리 피부의 건강을 위해 절대적으로 필요하다고 했던, 그 비싼 어떤 명품 화장품보다 도움이 되는 자연 보습막이 떨어져 나가고 피부의 재생이 더디게 됩니다.

 그리고 사실은 선크림을 바르는 횟수도 줄이면 도움이 됩니다.
 선크림이라고 해도 사실 베이스 파운데이션과 같은 메이크업 제품들의 성분들이 포함된 경우가 많기 때문에 실제로 세안을 시키고 피부 표면을 확인하면 이 피부 표면에 알갱이가 남아 있는 경우가 흔하게 관찰됩니다.
 피부 표면에 붙어 있는 이러한 선크림 성분들 역시 피부의 미세한 자극을 유발하고 모공 막힘으로 인한 트러블을 유발할 수가 있습니다. 선크림을 자주 바르는 것은 좋은 행동이나, 매우 민감한 환자의 경우에는 선크림 바르는 횟수도 줄이는 것이 바람직합니다.

두 번째는 스킨, 토너 바르는 것을 중단하는 것입니다.

스킨, 토너는 세안 후에 노폐물을 제거하고, 피부의 약산성을 돌려주는 효과가 있지만 피부장벽이 약할 때는 자극이 될 수 있고, 특히 지방산 알코올같이 세균의 배지가 될 수 있는 성분이 있을 수 있기에 가급적 생략하는 것이 좋습니다.

세 번째는 잦은 팩 관리를 중단하는 것입니다.

민감성 피부 환자 중에 피부 관리를 한다고 습관적으로 팩을 하는 사람이 많습니다.
그렇다면 팩을 하는 목적부터 생각해 봅시다. 대부분 세안으로 제거되지 않는 모공 속의 때와 축적된 노폐물을 제거하기 위해서라고 대답할 것입니다.
팩이 과연 이러한 기능을 하고 있을까요? 필 오프 타입의 팩을 사용하는 경우가 많은데, 이 타입은 피부에 바르거나 붙이고 있다가 일정 시간 지나면 벗겨내 더러움을 제거하는 효과가 있다고 합니다. 그런데 실제로 이런 효과를 거의 기대하긴 어렵습니다.
모공은 표피 아래쪽에 있는 진피에서 시작되는데 팩은 그곳까지 도달하지 못하기 때문에 모공 속 깊숙한 곳에 있는 노폐물을 제거하기는 어렵습니다. 팩을 벗겨내면 하얀 때 같은 게 붙어 있지만 사실 그것은 각질의 일부입니다. 오래된 각질은 피부색을 칙칙하게 만들기도 하지만 피부를 보호하기 위해 꼭 필요한 것입니다.

민감성 피부에서 피부장벽이 깨졌다고 생각이 될 때 가장 중요한 것은 보습입니다.

피부장벽을 위해 할 것은 보습

피부는 인체의 가장 바깥에 위치해 몸을 보호하기 위한 조직이기 때문에 무엇보다 환경에 민감합니다. 아무리 선천적으로 좋은 피부를 타고 나 좋다 하더라도 내적 신체 이상과 외부 환경의 변화로 시시각각 그 상황이 달라집니다. 피부는 민감한 지표 변화에 신속히 대응해 문제가 발생하지 않도록 끊임없이 조절을 합니다. 특히 최외각에 위치한 각질층은 마치 벽돌과 시멘트 반죽으로 담을 차곡차곡 쌓아 올리듯이 각질 세포와 지질을 번갈아 쌓아 매우 안정화된 구조로 인체를 보호하고 있는데, 이를 '피부장벽'이라고 합니다. 일반적으로 세라마이드 성분이 각질층 지질의 40%를 차지하며 지방산 25%, 콜레스테롤 20%로 구성돼 있습니다.

이러한 피부장벽에 영향을 주는 변수로는 외부 환경, 바로 습도의 변화를 들 수 있습니다. 습도는 60% 정도를 유지하는 게 좋은데 이 수치는 사실 우리나라 가을의 평균습도와 비슷합니다. 그런데도 건조함을 크게 느끼는 이유는, 70~85%의 고온다습한 여름을 지내다가 급격히 떨어진 습도에 피부가 단시간 내에 적응하기는 어렵기 때문입니다. 이러한 환경의 변화는 자연스레 피부의 수분 저하로 연결되고 피부는 그냥 땅겨서 불편한 정도를 넘어 잔주름이 뚜렷해지고 피부색마저 윤기를 잃고 맙니다.

건성피부는 각질층의 수분 함량이 10% 이하로 떨어질 때를 말합니다. 건강한 상태인 각질층의 수분 함량이 15~20%인 점을 감안하면 그 차이를 짐작할 수 있습니다. 결국 피부 건조는 수분 손실에 따른 각질 세포의 응집력 저하, 즉 피부장벽의 기능 이상에서 비롯됩니다. 다시 말하면 피부장벽의 요소들 중 어느 하나 결핍되거나 균형이 깨지면 각질 세포의 수분 감소로 각질층의 유연성이 감소되고 정상적인 각질 박리가 이루어지기 어려운 상태가 됩니다. 결국 각질층 최상부에는 각질이 축적되거나 아니면 각질 덩어리가 한꺼번에 탈락되는 현상이 생기는데, 이러한 손상으로 인해 피부장벽이 깨지는 현상이 나타납니다. 게다가 거칠고 고르지 못한 피부 표면의 빛 반사율은 낮아지니 윤기 없이 칙칙해 보이고 피부의 탄력은 기대할 수 없게 됩니다.

무너진 피부장벽을 회복하기 위한 보습제의 기준

이때 '장벽을 회복하기 위한 보습제의 기준'이 있다고 하면 다음과 같습니다.

1. 손상된 피부장벽을 보충해 주는 성분이 있는가?

세라마이드-콜레스테롤-지방산의 첨가 여부

피부장벽에서 가장 중요한 세 가지 성분은 바로 세라마이드, 콜레스테롤, 지방산입니다.

실제 피부 보호의 역할에서 중요한 것은 표피 지질입니다.

표피 지질은 세라마이드, 콜레스테롤, 지방산으로 이루어져 있는데 이중 세라마이드가 피부장벽에서 가장 중요한 역할을 수행합니다. 세라마이드가 감소하면 피부는 무방비 상태가 되어 피부 건조와 가려움증 등의 증상이 나타나기 쉽습니다. 세라마이드는 아토피 피부염 환자의 보습에서 가장 기본성분입니다. 그러니 이는 아토피 피부염 환자의 보습제 선택의 기준에서 가장 기본적인 요소 중 하나입니다.

이렇게 세라마이드 - 콜레스테롤-지방산 구성으로 손상된 피부를 대체한다는 개념으로 만들어진 보습제를 생리적 지질 복합체라고 합니다. 이들은 아토피 환자에게 치료제로 흔히 쓰이는 스테로이드 연고의 사용을 줄여줄 뿐 아니라, 치료적인 효과마저 있습니다.

이런 장벽의 3대 성분이 마구잡이로 많이 들었다고 좋은 보습제라고 할 수 없습니다.

피부장벽에 도움이 되는 3대 성분도 단독으로 쓰이거나, 충분한 양이 들어 있지 않거나 세 가지 성분의 비율이 맞지 않으면 오히려 피부장벽을 해치기 때문입니다.

무턱대고 피부장벽 강화제품을 바르다가 다른 부분에 대한 밸런스를 해칠 수 있으니 주의해야 합니다.

2. 보습제의 유효 성분이 어떤 것인지,
NMF(천연보습인자, Natural Moisturizing Factor)

과거에 세라마이드가 가장 중요한 보습 성분이었다면 지금은 필라그린 유전자 이상에서 기인한 천연보습인자가 가장 주목받는 물질입니다. 필라그린(FLG) 대사산물인 NMF가 함유된 보습제는 앞으로 주요 제약회사에서 계속적으로 개발되어 나올 것으로 예상됩니다.

그 외에도 '피부에 자극이 되는 인공 성분이 포함되지는 않았는지? 향료 같은 알레르기를 일으킬 수 있는 성분이 들어 있지 않은지?'가 기준이 됩니다.

이런 기준으로 볼 때 '가장 추천하고 싶은 보습제가 MD 보습제'입니다.

민감성 피부에 MD(Medical Device) 보습제를 추천합니다

 피부과에 가면 대기실 한쪽에 Medical Device 보습제, 간단히 MD 보습제라고 적혀 있는 보습제를 보실 수 있습니다. 즉 이것은 그냥 화장품으로 병원에 있는 것이 아니라, 의료기기로 등록을 받았다는 의미입니다.

 그럼 이런 MD 보습제는 왜 화장품이 아니라 의료기기로 인정받을 수 있을까요?

 앞서 민감성 피부의 피부장벽은 세라마이드, 콜레스테롤, 지방산의 비율이 깨져 있다고 했습니다.

 그런데 보습제는 실제 우리 피부장벽의 세라마이드, 콜레스테롤, 지방산의 비율인 3:1:1의 비율을 기본으로 함유합니다. 또한 정상적인 우리 피부장벽이 '라멜라 구조(Lamella Structure)'라 해서 층판 형태로 세포간지질을 함유하고 있는데, 외부에서 이런 지질에 해당하는 물질을 그러한 구조로 유지될 수 있게 해주는 독특한 공법(Ex: 아토팜의 MLE, Multi-Lamellar Emulsion, 아토배리어의 더마온)으로 제조되어 매우 피부친화적이고 피부장벽 회복 복원에 생리적인 특징을 가지는 제품들입니다.

따라서 일반 화장품으로 분류되는 보습제와 달리 병원에서 의사의 진료를 받아 처방받는 의료기기입니다. 이들의 공통된 특징은 유분기가 비교적 많습니다. 따라서 수분을 못 달아나게 하는 밀폐제가 구성 성분의 주인공이 되는 경우가 많습니다. 그리고 알레르기를 유발할 수 있는 성분을 최소화했습니다. 대부분 '무향료' 제품들입니다.

아토피 환자들은 식물 유래 성분이나 향 성분같이 보통의 사람들에겐 자극적이지 않은 성분에도 알레르기 반응이 나타나곤 합니다. 시중에 판매되는 일반 보습제 대신 MD 보습제가 필요한 이유입니다. MD 보습제가 아니더라도 아토피 환자에게 사용되는 보습제는 향료나 파라벤 같은 곁가지 성분을 최대한 배제해, 성분이 단순한 제품을 선택하는 게 안전합니다. 또한 MD 보습제는 아토피 피부염뿐 아니라, 피부 건조증, 건선, 화상 등에도 사용하기에 적합합니다.

그런데 MD 보습제만 바르기에는 피부가 너무 심심하다고 느낄 수 있습니다.

민감성 피부 환자분들도 화장품이 미백이나 주름 개선 등의 유효 성분이 있으면 좋겠다고 생각하실 수 있습니다.

그런데 민감성 피부 환자분들은 기능성 제품 즉 예를 들면 미백 기능성이나 주름 탄력 개선용 기능성 화장품을 바르기 적합하지 않습니다. 왜냐하면 미백을 하는 기능 성분(비타민C, 토코페롤), 탄력 주름 개선을 하는 기능 성분(레티놀) 등이 민감성 피부에서는 따가움과 건조함을 일으킬 수 있기 때문입니다.

이런 경우에는 나이아신아마이드 성분이 들은 화장품을 추천합니다.

민감성 피부에게 추천하고 싶은 화장품 성분 - 여드름, 쭈사, 기미에 좋은 나이아신아마이드

나이아신아마이드 - 민감성 피부에 좋은 성분

나이아신아마이드(Niacinnamide)는 민감성 피부의 기저질환이 될 수 있는 여드름, 홍조를 증상으로 하는 주사피부염, 그리고 얼굴 노화 증상으로 발생하는 색소 질환 등 모두에서 효과가 있다는 점이 중요합니다.

나이아신아마이드(Niacinnamide)는 비타민B3로 알려진 나이아신을 활성화하는 유도체로 수용성 비타민에 속합니다. 이 물질은 멜라닌 세포에서 멜라닌이 만들어진 후, 멜라노좀의 형태로 각질 세포로 넘어가는 과정을 차단시켜 줍니다. 그 결과 각질 세포에서 멜라닌의 함량을 떨어뜨리게 되므로 피부 톤 자체가 환해지는 효과가 있습니다. 또한 피부 밑의 붉은빛을 호전시키는 강력한 항염증 작용을 하는 것으로 알려져 있습니다.

또한 항산화 효과가 있어서 노화를 방지해 줍니다. 민감성 피부도 장기간 염증이 조절되지 않으면 결국 조기 노화를 일으킬 수 있는데 나이아신아마이드가 그것을 예방하는 효과가 있습니다.

비타민B3(니아신)가 미토콘드리아에서 발생하는 에너지(ATP)를 만드는 효소인 NAD(Nicotinamide Adenine Dinucleotide)의 전구체인데 우리의 몸에서 NAD이 줄어드는 것은 노화에서 매우 중요한 사건이라고 할 수 있습니다. 세포의 NAD이 충분할수록 산화에 의한 DNA의 손상에서 우리의 피부를 보호할 수 있습니다.

그 외에도 피부 염증을 줄여주고 민감성 피부에 필요한 화장품 성분이라고 하면 나이아신아마이드, Avena Sativa(귀리), Acetyl Dipeptide, Beta Sitosterol(시토스테롤), Panthenol(판테놀), Laminaria Ochroleuca(다시마, 해초), Glycyrrhetinic Acid(감초 성분), Centella Asiatica(병풀), 알란토인 등이 대표적입니다.

민감성 피부와 수면장애의 관계에 대하여

민감성 피부 환자는 수면장애를 동반하는 경우가 많습니다.

민감성 피부 환자분들의 특징 중의 하나가 수면의 질이 안 좋다는 것입니다.

불면증이 있거나 갱년기 증상으로 잠을 못 이루거나, 또는 자다가 쉽게 깨는 문제를 가지고 있을 때가 많습니다.

수면 부족은 피부장벽을 약화시킵니다. 일상 피부의 다양한 기능은 하루를 기준으로 하는 일(日)주기 리듬을 보이는데 각질층에 의한 피부장벽의 기능이 특히 그러합니다.

피부의 수분, 산도, 온도 등은 일주기 사이클에 따라 변화를 보입니다. 예를 들면 피부 투과성은 아침에 비해 저녁과 밤에 더 높습니다. 피부장벽은 저녁에 약화되는 경향이 있고 밤에 가려움이 더 심해집니다.

건선, 아토피, 피부염, 만성 두드러기 등의 기저질환이 있을 때 가려움이 특히 밤에 심해지는데 이런 현상은 밤에 코르티솔 농도가 낮아지고 표피 장벽 기능이 떨어지며 피부 온도가 높아지는 것과 연관이 있습니다.

주야 교대 근무자들이 만성 피부질환 발병의 위험이 높은 것은 의사들이 모두 인정하는 사실입니다. 우리의 인체는 수면을 취하면서 피부 각질층이 재생되는데 수면 박탈은 피부 재생 기능을 약화시켜서 불면증이 길어질수록 피부는 더욱더 건조해집니다.

그래서 민감성 피부 환자분들은 다음과 같은 수면 건강을 잘 지켜주는 것이 좋습니다.

〈건강한 수면을 위한 수칙〉

첫 번째, 같은 시간에 일어나기

규칙적인 시간에 잠들기 위해서 규칙적인 시간에 기상하는 원칙을 우선으로 해야 합니다.
몸에는 생체 시계가 있어 아침에 일어나 햇빛을 본 후 15시간이 지난 후에야 잠을 유도하는 멜라토닌이 분비됩니다.

두 번째, 근력 운동과 햇볕 쬐기

운동을 하면 스트레스가 해소되면서 밤에 잠이 잘 오는 선순환을 만들 수 있습니다.
아침 햇빛을 보면 세로토닌이라는 호르몬이 생성되는데, 이 세로토닌이 생성돼야 밤에 자는 동안 멜라토닌도 생성됩니다. 멜라토닌은 수면을 담당하는 호르몬으로 불면증 치료에 사용될 정도로 좋은 물질입니다.

일단 잠자리에서 일어나면 창문을 열고 햇빛을 보는 습관을 갖는 것이 좋습니다.
하루일과가 바빠서 늦은 저녁에 운동하는 분들이 있습니다. 그러나 지나치게 격렬한 운동이나 늦은 시간에 하는 운동은 오히려 각성효과가 있어 숙면을 방해하는 요인이 됩니다.
낮 시간 동안 운동을 하는 것을 추천드립니다.

세 번째, 먹고 마시는 일상 점검하기

늦은 시간에 먹는 야식, 카페인이 든 음료, 수면에 도움이 될까 봐 마시는 술은 모두 불면증 치료에 좋지 않습니다. 야식을 먹으면 인슐린 농도가 올라가 저혈당 상태가 되고, 저혈당은 스트레스 호르몬을 증가시켜 각성 상태를 유지시켜 몸이 쉬지 못하게 합니다.

스트레스로 불면증을 앓는 사람은 밤에 코르티졸 호르몬 수치가 높은 경향이 있으므로 카페인 음료는 오전에 마시고 저녁에 마시지 않도록 합니다. 술은 숙면을 방해하는 질 나쁜 수면제라고 할 수 있습니다. 적어도 잠들기 4시간 전에는 물 외에 다른 음식은 먹지 않는 것이 좋습니다.

네 번째, 스마트폰과 시계 멀리하기

잠자리에 누워 스마트폰을 보기 시작하면 시간이 금방 지나갑니다. 호기심을 자극하는 내용을 점점 보게 되는데, 그럴수록 자극을 받아 잠과 점점 멀어지게 됩니다. 스마트폰에 알람을 맞춰둔 채 손이 닿지 않는 곳에 놔둡시다.

일어나야 하는 시간까지 얼마 남지 않은 것을 보게 되고 마음이 불안해져 더욱 잠이 오지 않게 됩니다. 시계는 잠자리에 든 이후로는 들여다보지 않도록 합시다.

민감성 피부로 인한 노화를 막는 생활 습관

 모든 자극은 예외 없이 피부에 염증을 유발하고 일단 염증이 일어나면 우리가 전혀 원치 않는 피부 손상을 초래하게 됩니다.

 물론 염증이 경미한 경우에는 피부 손상도 아주 경미하여 그 변화를 우리가 알아차리지 못할 때도 많습니다. 하지만 경미한 염증이 계속 반복된다면 적은 손상이 계속적으로 축적이 될 거고, 결국에는 눈으로 알아차릴 수 있을 정도의 큰 손상으로 나타나게 됩니다.

 처음에는 이러한 손상이 아주 경미하여 피부 밖으로 나타나지 않지만 세월이 가면서 축적된 손상은 노화 증상으로 나타나며 주름살이 한 줄, 두 줄 생기며 피부의 탄력도 서서히 감소하게 됩니다.

 노화된 피부에 보이는 병리적 소견은 민감성 피부와 아주 유사합니다.

피부가 노화되면 표피가 얇아집니다.

우리 몸의 세포 분열 능력이 줄어들고, 각질층이 효율적으로 만들어지지 못해 피부장벽 기능이 떨어집니다. 몸속의 수분이 피부를 통해 손실될 수 있습니다.

콜라겐 섬유의 감소, 탄력섬유의 파괴로 탄력이 떨어지면서 주름이 발생합니다.

민감성 피부 시와 유사한 병리학적 변화를 보입니다.

민감성 피부로 오랫동안 고통받으신 분의 피부를 보면 두 가지의 결말이 기다리고 있는 것 같습니다. 하나는 혈관 확장, 피붓결의 푸석함, 탄력 저하로 붉으면서 얇은 피부, 그리고 그 위에 기미 같은 색소침착이 함께하는 경우입니다.

또 하나는 여드름 흉터와 커져버린 모공으로 딱딱하게 섬유화된 피부입니다. 후자의 경우는 모공에 대한 관리를 해줍니다. 사실상 여드름 흉터에 대한 관리와 마찬가지인데, 모공과 여드름 흉터는 치료가 상당히 비슷합니다.

여기서 피부노화와 연관이 있는 경우는 전자입니다.

이에 대한 치료를 구성하기 위해서는 몇 가지 항목으로 나누어 생각해 볼 필요가 있습니다.

민감성 피부가 피부노화로 이어진다는 것을 염두에 두면 피부노화에 대한 우리의 대응이 민감성 피부로 인한 후유증 치료에도 도움이 된다는 것을 쉽게 떠올릴 수 있습니다.

그렇다면 어떤 대응이 필요할까요?

첫 번째는 소식과 항산화제 복용입니다.

그 이유는 피부노화가 활성산소와 연관이 있기 때문입니다. 우리 몸을 구성하는 단백질, 지질 그리고 DNA를 비롯한 세포 구성 성분들이 활성산소에 의해 손상을 받으며 그 결과 세포 기능이 감소하여 노화 과정이 진행되기 때문입니다.

활성산소는 생체 조직을 공격하는 산소로서 이를 이해하려면 먼저 분자 차원의 고려가 필요합니다. 모든 분자는 원자와 전자를 가지고 있습니다. 모든 분자의 원자는 한 개씩이지만 전자는 분자의 종류에 따라 수가 다양합니다.

이 전자들이 짝수로 짝을 이루고 있으면 안정한 상태이나, 홀수 일 때는 불안정한 상태로 짝을 맞추려 전자를 주의 물질에서 뺏어와 자신을 안정화시키려는 성질이 있습니다.

이처럼 자신을 안정화시키기 위해 주변 다른 분자로부터 전자를 뺏어 와 물질 중에 산소로부터 유래한 물질을 활성산소라고 합니다. 활성산소는 생체 내에서 세포를 손상시키고 아미노산과 핵산을 손상시켜 생리적 기능을 떨어뜨립니다.

사실상 피부는 외부 환경의 활성산소로부터 늘 공격을 받고 있습니다.

세포가 생존하고 성장하기 위해 정상적으로 산소를 이용하는 에너지 대사 과정에서도 활성산소가 형성됩니다. 에너지 섭취를 줄이면 오래 살 수 있다는 주장은 여기서 비롯됩니다.

필수 영양소를 적절히 섭취한다는 조건하에 음식을 적게 먹으면 에너지 대사 과정에서 활성산소가 적게 생성되어 세포도 덜 손상이 간다고 하는 겁니다.

음식을 적게 먹으면 활성산소가 상대적으로 적게 발생하여 세포를 덜 손상시키는 것은 분명합니다. 음식의 양을 절제하여 건강을 증진시키는 방법은 현명합니다.

활성산소는 세포에 손상을 입히는 모든 종류의 변형된 산소를 말합니다.

활성산소는 환경오염, 화학물질, 자외선, 혈액순환 장애, 스트레스 등으로 산소로부터 과잉 생성된 것입니다. 이렇게 과잉 생산된 활성산소는 사람 몸에서 산화작용을 일으킵니다.

그런데 세포가 노화하면 활성산소를 없애는 항산화 효소와 항산화 성분이 감소합니다.

여러 실험에서 사람이 나이가 들수록 황산화 효소의 활성이 둔화되는 것을 증명했습니다.

그렇다면 동일한 산화적 손상을 받아 활성산소가 형성되더라도 노화 조직에서는 활성산소가 효과적으로 제거되지 못해 손상을 더 쉽게 받는다는 뜻입니다. 활성산소에 의한 손상을 막는 또 다른 방법은 항산화 성분이 풍부한 음식을 먹어서 항산화 성분을 섭취하는 것입니다.

대표적인 항산화 성분 세 가지가 비타민C, 비타민E, 글루타치온입니다.

이 물질들은 활성산소가 생성되면 자신이 먼저 산화함으로써 세포를 구성하는 주요 성분이 산화하는 것을 막습니다. 산화된 비타민C, 비타민E, 그리고 글루타치온은 다시 환원되는 사이클을 거쳐 재사용이 가능한 상태가 됩니다. 따라서 비타민C, 비타민E, 글루타치온이 풍부한 채소와 과일을 먹으면 조직에 그 양이 많아져 활성산소에 의한 손상을 막을 수 있습니다.

피부과 실장님이 추천하는 민감성 피부에 도움되는 시술 1

Q: 민감성 피부에 도움이 될만한 시술 중에 한 가지만 고른다면 어떤 걸 권해드리고 싶으세요?

A: 스킨부스터 시술을 권해드리고 싶습니다.

A: 스킨부스터 시술은 피부 진피층을 튼튼하게 만들기 위해 재생, 탄력 증대 효과가 있는 물질을 주사하는 시술입니다. 리쥬란힐러, 쥬베룩, 물광주사 등이 대표적입니다. 민감한 피부는 대부분 피부의 재생능력이 떨어져 있는 상태입니다. 여드름이나 가려움, 붉음증, 두드러기 등 피부염 증상들이 피부과 전문의의 진료를 통해 어느 정도 가라앉는다면 이후에는 피부 재생에 도움이 되는 케어를 받아 피부 컨디션을 끌어올려 주면 앞으로 재발을 막아주

고, 민감성 피부의 염증으로 인한 조기 노화도 막을 수 있습니다.

Q: 피부염이 있는 민감한 피부에 스킨부스터 괜찮을까요?

A: 민감한 피부는 아무리 자극이 덜한 시술이나 레이저라 하더라도 피부가 뒤집어지는 경우가 흔합니다. 스킨부스터 시술도 어느 정도 눈에 보이는 염증이 가라앉은 상태에서 시술하면 안전할 뿐만 아니라 확실히 피부가 탄탄해진 느낌을 받으실 수 있습니다.

민감성 피부에서 특히 조심하는 시술은 예를 들면 씨오투, 어븀 레이저처럼, 또는 프락셀 레이저처럼 피부에 상처를 주는 레이저를 얼굴 전체에 빽빽하게 하는 시술, 자극이 될 수 있는 피부 관리 즉 강한 마사지나 산성용액을 이용한 필링을 얼굴 전체에 하는 시술, 기미 잡티를 없애는 토닝 시술도 자극이 될 수 있습니다.
그런데 상대적으로 보톡스, 필러, 물광주사, 스킨부스터, 리쥬란힐러 등의 시술과 울쎄라, 슈링크 같은 초음파 리프팅, 써마지 같은 고주파 리프팅은 안전한 편입니다.

스킨부스터 시술의 대표적인 세 가지로 물광주사, 리쥬란힐러, 쥬베룩 스킨부스터 이렇게 꼽을 수 있을 것 같습니다.

물광주사는 비교적 간단한 스킨부스터 시술로 부담 없이 받을 수 있습니다.

특히 이 히알루론산 성분은 피부에 원래 있는 성분인데 주위에 수분을 끌어당겨서 피부를 촉촉하고 생기 있게 만들어 주면서 미세한 잔주름 제거에 효과가 있습니다. 하지만 히알루론산은 시술 후 체내에서 점점 분해돼서 없어지기 때문에 효과가 보통 2~4주, 길게는 한 6주 정도로 일시적이라는 한계가 있습니다.

리쥬란힐러는 연어의 DNA 성분에서 추출한 폴리뉴클레오타이드 성분이 손상된 피부 조직을 개선해서 피부를 건강하고 탄력을 높이는 데 도움을 주는데요. 수분감이 충족되면서 자연스러운 수분광과 재생 효과로 피부층이 탄탄해지면서 약간의 탄력 효과도 느끼실 수 있는데요.

민감성 피부로 고생하시는 분들에게도 피부염 완화와 건조함을 개신할 수 있는 효과가 있답니다. 민감한 피부에 가장 도움이 되는 스킨부스터 중 하나라고 생각합니다.

쥬베룩 같은 경우에는 고분자 PDLA(Poly-D-Lactic Acid, 폴리락틱액시드) 성분이 피부 섬유아세포를 자극해서 콜라겐 생성을 촉진시켜주는 원리이기 때문에 주로는 즉각적인 효과보다 효과가 3개월에서 6개월, 1년까지 상대적으로 효과가 오래 지속되고 자연스럽게 피부가 개선된다는 것이 특징이며, 뚜렷한 시술 효과를 볼 수 있다는 것이 매우 큰 장점입니다.

스킨부스터는 개개인의 피부 상태나 원하는 효과, 또 예상 등에 따라서 각자에게 맞는 시술이 달라지게 되는데요.

물광주사, 리쥬란힐러, 쥬베룩, 세 가지 스킨부스터는 특징이나 효과 적응증들이 조금씩 다르기 때문에 피부과 전문의의 전문적인 상담을 받아보시고 신중하게 선택하시는 것이 좋을 것 같습니다.

피부과 실장님이 추천하는 민감성 피부에 도움되는 시술 2

Q: 민감성 피부 환자에게 추천하고 싶은 시술을 한 가지 꼽으라면?

A: 스킨보톡스를 추천하고 싶습니다.

A: 민감성 피부에서 가장 많이 관찰되는 증상 중의 하나가 얼굴의 조절되지 않는 열감, 홍조입니다.
감각 신경과 혈관이 과민하기 때문에 진짜 유해한 자극이 아님에도 불구하고 마치 나쁜 외부 자극이 들어온 것처럼 피부가 반응하는 것입니다.
홍조 보톡스 치료를 하면 홍조가 개선되고 피지량이 줄어들 뿐만 아니라 모공의 크기도 감소하는 부수적인 치료 효과가 있습니다.

스킨보톡스가 홍조를 좋아지게 하는 원리?

안면홍조나 주사피부염에서 혈관이 늘어나고 피부가 굉장히 예민하게 따갑고 아프기까지 한 감각 이상이 쉽게 발생합니다.

신경이 과도하게 반응하는 것과 연관이 있습니다.

이러한 감각 이상 반응이 아마도 아세틸콜린 분비 증가와 연관이 있다고 봅니다.

아세틸콜린은 자율신경계 관련 신경 전달 물질로서 혈관을 늘어나게 하거나 피부가 예민해지는 감각 이상까지 가져올 수 있습니다.

보톡스는 원래 주름을 펴기 위해 근육의 수축을 마비시키는 약물이라고 이해하시면 됩니다.

과도하게 움직이는 근육의 움직임을 줄여서 깊은 주름의 골을 원만하게 펴주는 역할을 합니다.

바로 근육 수축에서 중요한 신경 전달 물질이 아세틸콜린입니다. 보톡스의 원리가 아세틸콜린의 분비를 저하시키는 것입니다.

그렇기 때문에 보톡스 시술을 통해서 이 아세틸콜린 분비를 저하시키면 혈관이 늘어나고 피부가 조금 예민하게 느껴졌던 감각이 저하되는 등 증상이 조금 조절될 수 있는 장점이 있어 보톡스의 아세틸콜린은 부교감신경을 자극해서 피지 분비를 줄여줄 수 있습니다.

피지가 줄어드니 모공이 줄어드는 효과를 볼 수 있습니다.

보톡스는 이렇게 예민한 혈관 반응만 줄여주는 것이 아니고 염증도 줄여줄 수 있습니다.

민감성 피부 중에 주사피부염 등은 비만세포의 불필요한 염증 반응은 가라앉혀 줍니다.

스킨보톡스 본연의 기능인 잔주름 개선과 리프팅에도 당연히 효과가 있습니다.

얼굴 근육을 약하게 마비시켜서 잔주름이 개선되고 피부 긴장도가 증가해서 피붓결이 좋아지는 효과가 있으며 또한 턱 라인과 윤곽 라인 쪽으로 주사를 하게 되면 얼굴 중하부에 내림근이 마비가 되면서 리프팅 효과도 있습니다.

물론 주삿바늘 자국이나 멍, 엠보 같은 것이 있을 수는 있지만 시술 선후 관리를 통해서 부작용을 줄여줄 수 있습니다.

또한 다른 시술에 비해서 효과를 보기까지 시간이 짧아서 중요한 일정 1~2주 전에 시술을 받으시기에 좋습니다.

피부노화
- 피부를 뻣뻣하게 만드는 음식
- 피부 당화(Skin Glycation)

요즘 어떤 의학 정보 관련된 미디어를 봐도 정제 탄수화물(쌀밥, 흰 밀가루, 설탕) 가공식품(탄산음료 등)을 만악(萬惡)의 근원처럼 이야기합니다.

피부도 이 정제 탄수화물, 가공식품과 연관되는 노화 증상이 있습니다.
바로 피부 당화(Glycation)에 의한 노화입니다.

피부의 노화와 관련되는 가장 중요한 메커니즘이 세 가지가 있는데 그게 바로 염증, 산화, 당화 이렇게 세 가지입니다.

정제 탄수화물은 먹으면 인체에서 빠르게 포도당으로 전환됩니다.

흔히 말하는 GI 지수가 높은 식품들이죠. 여기서 체내에서 당화라는 반응이 진행되는데, 당화란 포도당 등의 당질이 가열되면서 단백질과 결합하는 반응입니다. 우리가 고깃집 식당에 가서 고기 다 먹고 고기 기름하고 고기 남은 조각하고 밥을 볶아 먹으면, 음식이 전부 다 노릇노릇하게 먹음직한 색깔로 변하지 않습니까? 당화 증상은 그런 식으로 우리 몸의 단백질이 노릇노릇하게 변하는 거랑 같다고 보면 됩니다.

우리 몸은 단백질인데 가열된 포도당이 결합되면?? 좋을까요? 당연히 좋지 않은 현상입니다.

식품과학에서는 이런 당화 현상을 처음 발견한 프랑스 과학자의 이름을 따서 메일라드 만응(Maillard Reaction)이라 부른다고 합니다. 당화에 대해 이야기할 때 빼놓을 수 없는 것이 바로 AGEs(Advanced Glycation End Product) 최종 당화 산물입니다. AGEs는 이름 그대로 신체 내의 노화를 촉진하는 물질입니다. AGEs는 암, 심장병, 뇌졸중, 치매, 당뇨병합병증과도 깊은 관련이 있습니다

피부는 우리의 몸을 투영하는 거울과 같아서 신체의 노화는 피부의 노화를 그대로 나타냅니다. 피부는 다른 인체의 장기와 마찬가지로 혈액을 통해 우리가 섭취한 음식의 영양소를 공급받습니다.

AGEs는 항산화 물질을 억제합니다, 피부 내 활성산소가 피부노화

의 주범인데 이를 억제하지 못하게 합니다. 피부에는 다양한 콜라겐이 존재하는데 콜라겐 Type3를 뻣뻣한 콜라겐 Type1으로 만드는데 AGEs는 이 과정을 가속화시킵니다. 그런 기전으로 피부 주름이나 처짐이 심해집니다.

한번 생성된 최종 당화 산물은 몸에 축적이 됩니다. 당화에 의해서 최종 당화 산물이 생기면 활성산소가 생기고 산화 스트레스가 일어납니다. 이는 몸속에서 염증을 발생시키고 만성 피부질환으로 이어집니다.

GI 지수가 낮은 녹색 채소와 과실(아스파라거스, 브로콜리, 셀러리, 양상추, 시금치, 토마토)은 AGEs의 형성을 억제합니다. 또 식품에 포함된 풍부한 항산화 비타민 성분들이 피부를 강하게 만들어 자외선으로 인한 피부노화를 안팎으로 억제할 수 있습니다. 녹황색 채소와 과일은 다이어트와 피부노화를 한 번에 잡을 수 있는 착한 식품들입니다.

사마귀에 대해서

1. 사마귀란?

사람 유두종 바이러스(Human Papilloma Virus, HPV)의 감염에 의하여 피부나 점막에 콜리플라워(Cauliflower) 모양의 구진(1cm 미만 크기로 피부가 솟아오른 것)이 생긴 것이 사마귀입니다. 보통 사마귀는 소아의 손발가락 등에서 흔히 관찰된다고 생각하나, 성인에게도 얼굴에 잔잔하게 퍼진 편평사마귀로 자주 관찰되는 편입니다.

하지만 바이러스에 면역이 생기지 않는다면 사마귀는 지속될 수 있으며, 직접 접촉 등의 방법을 통해 주위로 퍼지는 경우도 생길 수 있습니다. 자연 소실 되는 경향이 강하나, 역시 재발하는 경향도 있습니다.

2. 사마귀 전염을 예방하려면??

사마귀 바이러스는 주로 습한 지역을 맨발로 걸어 다닐 때 감염되므로, 공동 샤워실에서 맨발로 다니기, 신발이나 양말을 공유하기 등을 피하는 것이 좋습니다. 또한 사마귀 병변을 잡아 뜯거나, 긁어 내거나, 직접 만지는 것과 같은 직접적인 접촉을 피해야 하며, 배우자에게 음부 사마귀가 있는 경우에는 철저한 검사와 치료가 필요합니다.

3. 사마귀의 치료 방법

❶ 냉동치료

냉동치료는 말 그대로 사마귀 병변을 냉각시켜 조직 괴사를 유도하는 치료법입니다.

주로 액화 질소가 사용되는데, 끓는점이 영하 198도인 액화 질소를 피부에 접촉하면 면역 작용과 염증 반응이 유도돼 사마귀를 보다 효과적으로 제거할 수 있습니다. 냉동치료 후 피부가 까맣게 변하는 착색 반응은 염증 등으로 인해 발생하는 것으로 자연스러운 현상입니다. 치료가 완료된 후 시간이 지나면 점점 사라져 크게 걱정하지 않아도 됩니다.

냉동치료라는 치료의 이점이 열이나 칼, 레이저로 병변을 제거하는 것은 흉터를 남길 수가 있는데 이렇게 냉동 크라이오 액화 질소를 쓰는 것은 일단 흉터를 잘 남기지 않습니다.

그리고 비교적 큰 사이즈의 그 사마귀도 제거가 잘 됩니다. 하지만 단점으로 병원에 수주 단위로 여러 번 와야 한다는 것입니다. 하지만 거꾸로 생각하면 여러 번에 걸쳐서 치료하기 때문에 재발률이 낮다는 장점이 있습니다.

❷ 씨오투 레이저 또는 어븀 레이저 치료

탄산가스 레이저를 이용하여 사마귀 병변을 태우는 방법입니다. 손, 발바닥, 성기, 몸, 편평사마귀에 적합한 방법입니다.
냉동치료에 비해 편하기는 하나 시술 후 2~3일 동안 일상생활이 불편할 수 있고 2주 이상 드레싱이 필요하며, 흉터가 남을 수 있습니다.

❸ 혈관 레이저 치료

시너지 MPX 등의 혈관 레이저를 이용하여 사마귀 병변을 성장하게 하는 혈관만 선택적으로 타격하는 것입니다.
통증이 적은 편이지만 수회 이상의 치료가 필요합니다.
치료 결과가 예측이 어렵습니다. 몇 번을 해야 치료가 끝날지 예상이 어려운 단점이 있습니다. 사마귀가 개수가 좀 많다든지, 위치가 냉동치료나 레이저를 하기에 좀 부담스러운 불가피한 경우에 고려해 볼 수 있습니다.

❹ 베루말 등의 연고 치료

각질 용해제나 살리실산과 5-FU의 혼합물을 바르는 방법으로, 집에서 치료할 수 있는 방법이지만, 시술보다 치료 기간이 오래 걸리고, 치료 실패율이 높은 것이 단점입니다.

그래서 사이즈가 작거나, 문질렀을 때 떼어질 수 있을 것 같은 그런 사이즈의 사마귀, 통증에 민감할 것 같은 소아 환자에게 권하는 편입니다.

❺ 주사 치료

항암제의 일종인 '블레오마이신'을 직접 사마귀에 주입하는 방법입니다.

❻ 면역요법

'시메티딘' 약물이나 고용량 아연 영양제 복용 등으로 사마귀에 대한 항체를 생성시켜 사마귀를 제거하는 방법입니다.

사마귀는 외부의 바이러스가 침투되어서 생기는 병이니 우리 몸의 면역을 올려서 자연치유를 유도하는 방법이 있습니다. 대표적인 게 시메티딘입니다. 즉 위염약, 소화제로 사용되는 시메티딘정을 일정 용량으로 한 3개월 정도 먹였을 때 '한 40% 정도의 효과가 있다'라는 것은 잘 알려져 있는 사실입니다. 우리 몸에 면역을 담당하는 T세포의 지연성 과민반응을 올려주는 효과를 이용한 것입니다. T세포의 사이토카인을 활성화시켜서 일종의 항바이러스제 역할을 하는 거죠. 이거는 여러 가지 사정으로 마땅한 치료 방법이 없을 때, 예를 들면 너무 사마귀가 많다든지, 모종의 사정으로 치료를 받기 어려울 때 사용되는 방법이죠.

비슷한 방식으로 쉽게 약국 등에서 영양제로 도움을 받을 수 있기도 합니다. 그런 대표적인 것이 아연 영양제입니다. 아연 역시 일정 용량, 긴 시간을 복용하는 세포성 면역을 올리는 기전으로 사마귀를 없애는 힘이 있습니다. 연구에 따르면 아연 중에도 황산아연(Zinc Sulfacte)이 일정 용량 이상일 때 효과가 있는 것으로 되어 있습니다.

상처가 최대한 흉터 없이 낫는 법

습윤 드레싱의 중요성

과거에는 아이가 놀다가 다치면 소위 빨간약이라 부르는 베타딘 소독액을 바르고, 딱지가 빨리 앉아야 상처가 잘 낫는다는 말을 믿고 따가운 통증을 참고 소독약을 바르며 소독을 하곤 했었습니다.

수십 년 전에는 외과 등에서 상처의 드레싱을 하는 원칙 'Wet to wet, Dry to dry' 습윤성 상처는 습윤 드레싱을, 감염성의 깊은 상처는 개방 건조 드레싱을 하던 시대도 있었습니다.

하지만 최근에는 어떤 경우에도 상처 치유에 습윤한 환경이 유리하다고 받아들여지고 있으며, 습윤 드레싱이 대세입니다. 상처가 생기면 감염되지 않도록 적절한 조치를 취해야 하는 것은 맞습니다. 하지만 감염 증상이 없는 깨끗한 상처에 지나치게 소독을 하고 상처를 건조시키면 잘 나을 수 있는 상처가 오히려 깊어지고 잘 낫지 않게 됩니다.

가급적이면 딱지가 생기지 않게 습윤 드레싱을 하는 것이 흉터를 안 생기게 하는 데 도움이 됩니다.

❶ 습윤 환경의 중요성

몸에 상처가 생겼을 때 상처로부터 흘러나오는 삼출물(진물)에는 상처를 낫게 하는 가장 좋은 물질인 세포 성장인자들이 포함되어 있습니다. 현재까지 발견된 세포 성장인자의 종류만 40종이 넘는다고 하며 어떤 것은 피부 세포의 분열을 촉진하고, 어떤 것은 콜라겐을 생산하도록 하며, 또 어떤 것은 혈관을 생성하는 등 상처가 낫는 데 필요한 매우 중요한 역할들을 합니다.

따라서 삼출액을 항상 촉촉하게 유지해 주면 상처는 생각보다 쉽게 나을 수 있으며, 이것이 바로 습윤 드레싱이 중요한 이유입니다.

적절한 습윤 환경이 유지되는 것이 가장 중요합니다. 단 삼출물이 과도할 경우 피부가 짓무를 수 있고, 건조할 경우 가피 등 괴사 조직이 발생할 수 있으므로 삼출물의 양은 적절해야 합니다. 삼출물의 양이 과한 경우는 드레싱 제재를 갈아줘야 한답니다. 습윤 드레싱을 할 때 삼출물이 많이 나오면 이것이 감염돼서 생기는 고름이라고 오해할 때도 있습니다. 하지만 삼출물과 고름은 보면 바로 구별할 수 있습니다. 삼출물은 투명하고 맑은 형태를 띠는 데 반해 고름은 누런빛, 녹색빛 등을 띠고 끈끈한 형태를 띠며 악취가 나고 주변에 열감, 통증 등 염증에 대한 소견이 함께 동반됩니다.

찰과상이나 가벼운 화상 상처에는 소독약을 사용하기보다는 깨끗한 물이나 식염수를 사용해서 세척하시는 것이 바람직합니다. 소독은 상처를 더 상하게 할 수도 있습니다. 가장 널리 쓰이는 포비돈 요오드나 과산화수소수와 같은 소독약은 세포의 단백질을 파괴시킵니다. 세포의 단백질을 파괴시키므로 나쁜 세균을 죽일 수 있지만, 사람에게 필요한 세포막 단백질까지 파괴시키기도 합니다. 가벼운 상처는 상처 부위를 깨끗하게 세척하고, 진물이 촉촉하게 머무를 수 있도록 습윤 드레싱을 해주는 것만으로도 대부분 흔적 없이 잘 나을 수 있습니다.

소독약을 사용해야 하는 경우는 피부장벽의 상태보다 감염의 소견이 훨씬 심각해서 치료의 우선순위가 감염에 있을 때입니다. 감염을 방지하기 위해 포비돈 등의 소독약을 사용할 때에는 상처의 깊은 부위에는 상대적으로 덜 닿게 하면, 상처 주변부를 감싸듯이 발라주시는 것이 좋습니다.

❷ 딱지 – 가피(Eschar)의 의미

우리 몸에 상처가 나면 상처 부위를 보호하기 위해 피부나 조직이 손상된 부위 위에 '딱지(가피)'가 생깁니다. 이 가피는 조직액이나 혈액 등이 말라 굳은 것인데요. 가피가 있으면 상처가 빨리 낫는 데는 도움이 됩니다. 인간의 진화 과정에서 상처가 생기면 나중에 상처 낫는 모양이 어떻든 최대한 빨리 낫는 쪽으로 진화한 것입니다. 그러나 상처에 가피가 발생하면 상처를 회복시키면서 자라야 할 정상 조직이 못 자라게 되고 그 부분은 함몰이 되거나 염증이 지속되면 비대 흉터가 됩니다. 몸을 보호하기 위해 이루어지는 피부 회복 과정이 오히려 흉터를 만드는 셈입니다.

그래서 병원에서 이미 가피가 앉을 만큼 진행이 많이 된 흉터를 부분마취 후 큐렛 등의 도구를 이용해 물리적으로 제거(가피 절제술)하거나 습윤 드레싱 과정을 통해 녹여내는 방식으로 처리합니다. 가피 제거 후에도 흉터가 남을 만큼 깊은 상처는 피부이식 수술을 진행하거나 또는 일단 회복된 다음에 흉터에 대해 조기 레이저 치료 및 흉터 시술을 시행합니다.

개인적으로는 가피가 앉은 상황에서도 공격적으로 상처를 치료하는 가피 절제술보다 습윤 드레싱이 더욱 안전하며 장점이 많다고 생각합니다. 이 상황에서 습윤 드레싱의 장점은 정상 피부의 손실을 최소화하며, 마취 등의 과정이 필요 없고, 통증도 거의 없다는 것입니다.

❸ 상처를 덮기에 적절한 피복재의 조건

여기서 상처를 덮기에 적절한 피복재의 조건은 삼출물이 상처에 새 나가지 않게 하면서도 적절하게 삼출액에 대한 흡수 능력도 갖춘 제제일 것입니다.

가장 먼저 떠오르는 것이 바로 하이드로콜로이드입니다. 하이드로콜로이드 제품은, 셀룰로오스, 젤라틴 등의 여러 물질로 이루어져, 상처에서 흘러나오는 진물 흡수가 주목적입니다. 진물과 하이드로콜로이드가 만나면 겔 형태로 바뀌면서, 상처의 보습이 유지되는 방식입니다. 하이드로콜로이드의 기본 구성 성분은 친수성 고분자와 소수성 고분자입니다. 친수성 고분자는 상처가 났을 때 상처를 치료하는 세포들이 혈액과 함께 액체 성분으로 돌아다니게 됩니다. 그럴 때 친수성 고분자는 그런 액체 성분들을 빨아들여서 더욱 오래 상처 위에 머물 수 있도록 도와줍니다. 치유하는 세포들과 삼출물을 모아서 습윤한 환경을 만들어 주는 것입니다. 하지만 친수성 고분자들끼리는 자기들끼리 잘 결합하지 않습니다. 소수성 고분자는 액체와 잘 결합하지 않지만, 친수성 고분자들끼리 붙어 있을 수 있게 해주고 피부에 결합을 제공합니다.

하이드로콜로이드의 장점은 다음과 같습니다.

1. **빠른 상처 회복:** 습윤 환경을 조성하여 세포들이 잘 움직일 수 있도록 함.
2. **흉터 방지:** 상처를 빠르고 확실하게 치유할 수 있도록 하여 흉터를 최소화.
3. **상처 감염 방지:** 밴드를 붙임으로써 외부로부터 세균 침입을 방지함.
4. **상처 보호 쿠션 역할:** 하이드로콜로이드 밴드 자체가 푹신한 구조로 상처의 물리적인 피해에 대한 쿠션 역할을 함.

아래는 저희 병원 블로그에 「아이들이 다쳤을 때 드레싱에 관하여」라는 제목의 글입니다.

소아가 다쳤을 때 대처할 수 있는
간단한 상처 소독에 대해 알아두시면 좋습니다.

1. 진물 많이 나면 '생리식염수 찜질' 하세요!!

상처가 덧나지 않게 하려면 우선 상처 부위를 청결하게 유지해야 합니다.
상처를 다룰 손이 지저분하면 우선 손부터 깨끗이 씻어야 합니다. 그다음 과산화수소, 알코올, 흐르는 물 등으로 환부를 소독해 감염 위험을 줄여야 합니다. 하지만 알코올이나 과산화수소는 환부에 직접 닿으면 상처로 예민해진 피부를 더 자극할 수 있으므로 상처 주변부 소독에만 사용하는 것이 적당합니다. 흐르는 물이나 생리식염수 등으로 상처 부위를 가볍게 씻어주십시오.

소독한 뒤에는 환부를 바람에 말리거나 거즈를 가볍게 덮어 물기를 제거한 후 상처 치료용 연고를 발라줍니다. 진물이 많이 나면

거즈에 생리식염수를 묻혀 10~15분 정도 올려두는 '식염수 찜질'
을 한 뒤 연고를 바르는 게 좋습니다.

2. 잘 모르겠으면 드레싱 덮는 것은 무조건 습윤밴드로 고르세요!

최근에는 상처를 축축하게 유지해서 딱지를 앉지 않게 하면서 치유를 촉진시키는 습윤 드레싱 밴드를 많이 사용합니다.

습윤밴드는 스펀지 같은 재질의 폼형과 고무처럼 말랑말랑한 하이드로콜로이드형 두 가지가 있습니다. 폼 타입(Ex: 메디폼)은 점착력이 없어 별도의 부착포를 함께 사용해야 하는 불편함이 있습니다. 하지만 두께가 두꺼워 진물을 빨아들이는 흡수력이 뛰어나고 상처 부위를 충격에서 보호할 수 있습니다. 따라서 파인 상처나 진물이 많이 나는 상처에 적당합니다.

반면, 하이드로콜로이드 소재(Ex: 듀오덤)는 두께가 얇아 점착력이 뛰어나지만 흡수력은 폼형보다 약해 찰과상 등 가벼운 상처에 더 좋습니다.

하지만 하이드로콜로이드 소재는 출혈이 있거나 감염된 상처에는 사용하면 안 됩니다.

3. 혹시 딱지가 벌써 생겼으면 무조건 연고를 자주자주!

딱지가 생긴 뒤에도 연고를 발라야 합니다. 딱지는 빨리 떨어지면 함몰흉터가 생길 수 있습니다.
상처 치료용 연고는 마데카솔과 후시딘이 대표적입니다. 그 외에도 에스로반, 박트로반도 좋은 연고입니다. 이런 항생제 함유 연고는 염증을 방지해 줄 뿐 아니라 상처 치유 과정에서 피부의 정상적인 콜라겐 합성을 촉진시켜 상처가 흉터 없이 빨리 나을 수 있도록 도와줍니다.

상처가 나면 초기 한두 번 정도 연고를 바르다가 딱지가 앉으면 내버려두는 사람이 많습니다. 하지만 그것은 흉터 발생 관점에서는 적절하지 않습니다. 연고를 발라서 딱지를 촉촉하게 유지해야 상처가 더 깔끔하게 아물기 때문에, 딱지가 떨어지기 전까지는 그 위에 계속 상처치료제를 발라줘야 합니다.

연고가 딱지 밑까지 흡수되냐고요? 걱정 마세요. 연고 성분은 의외로 딱지 아래 환부까지 깊게 스며듭니다.